コンディショニング・ケアのための

物理療法
実践マニュアル

兵庫医療大学教授
川口浩太郎 編

文光堂

執筆者一覧
(執筆順)

川口浩太郎
(兵庫医療大学リハビリテーション学部理学療法学科教授)

坂口　顕
(兵庫医療大学リハビリテーション学部理学療法学科准教授)

河﨑　愛

序

　物理療法の起源は紀元前とされており，現在でも多数の物理療法が診療場面でも用いられ，理学療法の分野では身近な治療法である．しかし，外来診療では理学療法士の治療までの待ち時間に物理療法が行われていたり，病院では旧態依然とした物理療法機器がホコリを被って隅に追いやられたりしているのを目にすることもある．また，「物理療法は助手さんにお願いしているので，使い方がよくわかりません」とか「物理療法を普段の臨床ではほとんど使ったことがなく，どのように使ってよいのかがよくわかりません」などの声も耳にする．

　物理療法に，全く「効果」が期待できないのであれば，物理療法そのものは消えていくであろうが，現在でも物理療法機器は利用されて，新しい物理療法機器も開発されている．筆者らは，臨床現場やスポーツ現場での物理療法の使用経験，自分自身の物理療法による治療経験から，物理療法が著効を示すことをたびたび経験しており，物理療法を上手く使いこなすことができれば，理学療法を行ううえで物理療法は「武器」になると考えている．

　本書は，序論・実践編・基礎編から構成されている．「序論」では物理療法が適応となる病態・問題点把握までの過程を解説し，「実践編」では自分自身の物理療法使用経験や諸先輩に教えていただいた物理療法の実践的な使い方，選手から学んだことをもとに，物理療法が適応となる病態ごとにマニュアルとしてまとめた．「実践編」で使用した物理療法機器は伊藤超短波株式会社製の複合型電気刺激装置EU-940，低周波治療器ESPURGE，携帯型微弱電流刺激装置ATミニⅡ*，Dynatronics社製のSolaris790であるが，他の機器でも応用できるよう，物理療法を使用する際に設定する各種パラ

メータについては，できる限り細かく記載した．「基礎編」では，最新の知見も含めて，物理療法の作用機序・生体に及ぼす影響などを解説している．

「実践編」は、理学療法の臨床現場やスポーツ現場でマニュアルとして利用することが可能である．さらに「序論」や「基礎編」を通して，物理療法が適応となる病態・問題点把握までの過程，物理療法の作用機序・生体に及ぼす影響を十分に理解できれば，物理療法が「武器」になる可能性があることを実感でき，その実感の積み重ねにより，多くの臨床家にとって物理療法が「武器」になることを確信している．本書がその一助になれば幸いである．

最後に，本書刊行にあたりモデルを快く引き受けてくれた兵庫医療大学リハビリテーション学部卒業生の来田侑利さん，編集等で大変お世話になった文光堂の中村晴彦氏に深謝いたします．

＊なお，携帯型微弱電流刺激装置ATミニIIに関しては，マニュアルモードがないため，伊藤超短波株式会社のプログラムをそのまま記載させていただいた．

2016年5月

川口浩太郎

目次

序論

臨床現場で物理療法を活用するには… ... 2
 A　物理療法は補助的手段？── 2
 B　物理療法を用いることができる病態── 4
 C　物理療法は武器になる── 10

実践編

1 急性外傷に対する物理療法 ... 18
 1) 急性外傷後の対処法1──RICE処置 ... 18
  A　RICE処置を用いるのは？── 18
  B　RICE処置の実際── 18
 2) 急性外傷後の対処法2──微弱電流刺激療法 ... 20
  A　微弱電流刺激療法を用いるのは？── 20
  B　微弱電流刺激療法の実際── 20
 3) 急性期を脱したら？──超音波療法 ... 24
  A　超音波療法を用いるのは？── 24
  B　超音波療法の実際── 24

2 筋緊張亢進状態に対する物理療法 ... 26
 1) 高電圧パルス電流刺激1──軽い筋収縮を用いるもの ... 26
  A　高電圧パルス電流刺激で軽い筋収縮を用いるのは？── 26
  B　軽い筋収縮を用いた高電圧パルス電流刺激の実際── 26
 2) 高電圧パルス電流刺激2──強縮に近い筋収縮を用いるもの ... 28
  A　高電圧パルス電流刺激で強縮に近い筋収縮を用いるのは？── 28
  B　強縮に近い筋収縮を用いた高電圧パルス電流刺激の実際── 28
 3) 超音波療法──回転法 ... 32
  A　超音波療法を用いるのは？── 32
  B　超音波療法の実際── 32

- 4） 超音波＋高電圧パルス電流刺激──**コンビネーション治療** ……… 34
  - A　コンビネーション治療を用いるのは？──── 34
  - B　コンビネーション治療の実際──── 34
- 5） クラスターレーザー ……………………………………………… 36
  - A　クラスターレーザーを用いるのは？──── 36
  - B　クラスターレーザーの実際──── 36

3 関節拘縮，癒着などに対する物理療法 ……………………………… 38

- 1） 温熱療法 …………………………………………………………… 38
  - A　温熱療法を用いるのは？──── 38
  - B　温熱療法（湿性ホットパック）の実際──── 38
- 2） 関節包の短縮・癒着──超音波療法 …………………………… 40
  - A　超音波療法を用いるのは？──── 40
  - B　超音波療法の実際──── 40
- 3） 術創部の癒着──超音波療法 …………………………………… 42
  - A　超音波療法を用いるのは？──── 42
  - B　超音波療法の実際──── 42
- 4） 腱の滑りの悪さ──超音波療法 ………………………………… 44
  - A　超音波療法を用いるのは？──── 44
  - B　超音波療法の実際──── 44
- 5） 足底腱膜炎──超音波療法 ……………………………………… 46
  - A　超音波療法を用いるのは？──── 46
  - B　超音波療法の実際──── 46

4 全身の疲労回復 …………………………………………………………… 48

- 1） 交代浴 ……………………………………………………………… 48
  - A　交代浴を用いるのは？──── 48
  - B　交代浴の実際──── 48
- 2） 極低温浴 …………………………………………………………… 50
  - A　極低温浴を用いるのは？──── 50
  - B　極低温浴の実際──── 50

5 物理療法でこんなこともできる──応用編 ………………………… 52

- 1） 月経痛に対する物理療法 ………………………………………… 52

- A 月経痛の分類 — 52
- B 月経痛をどう治療するか — 53
- C 月経痛に対する物理療法 — 53
- D 経皮的神経電気刺激の実際 — 54

2) **筋・筋膜性疼痛に対する物理療法 ── 超音波療法(固定法)** 56
- A 超音波療法(固定法)を用いるのは？ — 56
- B 超音波療法(固定法)の実際 — 56

3) **急性腰痛に対する物理療法 ── 神経筋電気刺激＋運動療法** 59
- A 神経筋電気刺激＋運動療法を用いるのは？ — 59
- B 神経筋電気刺激＋運動療法の実際 — 59

基礎編

1 温熱療法 64
- A 温熱療法とは — 64
- B 熱移動方式 — 64
- C 温熱が生体に及ぼす影響 — 67
- D 禁忌と注意事項 — 68

2 寒冷療法 69
- A 寒冷療法とは — 69
- B 寒冷療法が生体に及ぼす影響 — 69
- C 急性損傷(炎症期)の適応の根拠 — 70
- D 禁忌と注意事項 — 71

3 超音波療法 73
- A 超音波療法とは — 73
- B 超音波の特性 — 73
- C 一般的な超音波療法の使用方法 — 79
- D 生理的作用 — 80
- E 禁忌と注意事項 — 80

4 電気刺激療法：総論 82
- A 電気刺激療法とは — 82
- B 電気刺激療法の基礎 — 82

C　電気刺激療法が生体に及ぼす影響——88
　　　D　電気刺激療法の種類——89
　　　E　禁忌と注意事項——90
5 疼痛に対する電気刺激療法：TENS・IFC　91
　　　A　TENSとは——91
　　　B　疼痛とは——91
　　　C　電気刺激による疼痛軽減作用機序——93
　　　D　IFC——96
6 筋機能改善のための電気刺激療法：NMES・HVPC　99
　　　A　NMESとは——99
　　　B　電気刺激による筋力増強——99
　　　C　HVPC——102
　　　D　ロシアンカレント——106
7 治療促進のための電気刺激療法：MES　108
　　　A　MESとは——108
　　　B　MESの作用機序——108
　　　C　MESの実際——110
8 光線療法　111
　　　A　光線療法とは——111
　　　B　光線の特性——112
　　　C　光線療法の種類——113
　　　D　光線療法が生体に及ぼす影響——114
　　　E　禁忌と注意事項——115
9 交代浴　117
　　　A　交代浴とは——117
　　　B　生理的機序と生体に与える影響——117
　　　C　交代浴の実際——118

索引　119

巻頭カラー

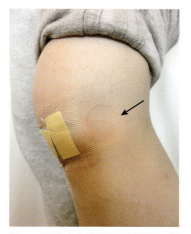

図1　膝前十字靱帯再建術後に認められた「硬い浮腫」
圧迫により圧痕ができているのがわかる．矢印は圧痕部．（p5, p25参照）

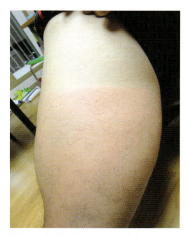

図2　寒冷曝露による発疹，発赤
（p51参照）

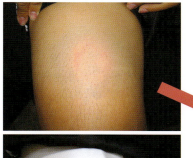

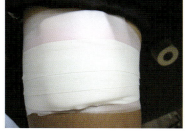

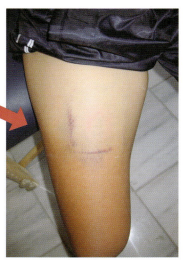

受傷後1日

図2　ボールによる右大腿部打撲
パッドによる圧迫で，皮下出血がパッド周囲に移動しているのがわかる．（p19参照）

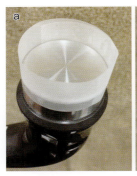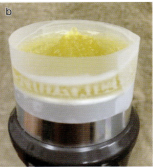

図3 BNRの確認方法
a：導子の周囲をテープで囲う．
b：水を入れ，超音波を照射すると，照射している部分の水が動き出す（写真はわかりやすいように着色水を使用している）．（p75参照）

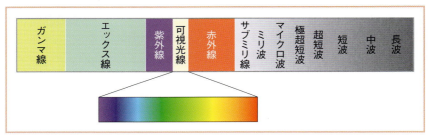

図1 電磁波と可視光線：波長（p111参照）

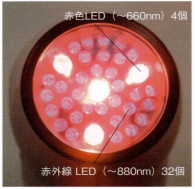

図4 クラスタープローブSolaris790（Dynatronics社製）（p114参照）

序 論

臨床現場で物理療法を活用するには…

A 物理療法は補助的手段？

　物理療法は，紀元前からすでに用いられており，紀元前600年ごろにはシビレエイを用いた電気刺激による痛風治療が行われていたともいわれる．また，ギリシャの医聖ヒポクラテスは，疼痛に対して温熱療法や寒冷療法ならびにマッサージなどを施術していたともいわれ[1,2]，古来より経験的に物理刺激が生体に影響を与えるということは知られていた．日本でも古来より鍼や灸が治療に用いられ，温泉での治療は「湯治」として知られている．また，痛い部位に手を当ててさすったり軽く圧迫したりすることは「手当て」の語源にもなっている．

　物理療法は，熱，水，光，電気，徒手的刺激といった物理的なエネルギーを外部から人体に与え，生体のもつ反応を引き起こし，循環の改善，創傷治癒促進，組織の柔軟性の促進，筋機能の改善，痛みの緩和，リラクセーションなどの目的で用いられる治療法である．科学技術の発展に伴い，さまざまな電気刺激装置，極超短波や超短波などのジアテルミー発生装置，超音波治療器などが開発されるとともに，多くの研究者によって各種物理療法が生体に与える影響について科学的根拠が示されるようになってきた．これらの物理療法は，大きく温熱療法，機械的療法，電磁気療法に分類される（表1）[3]．

　多くの効果が期待できる物理療法であるが，臨床現場でどれほど用いられているのであろうか？　また，物理療法を用いる目的はどのようなものであろうか？

　高岡ら[4]は，理学療法士に対し物理療法の利用状況などについてアンケート調査を実施したところ，81％が物理療法を実施しており，物理療法を使用する目的では「運動療法の補助」が回答の32％を占め，「生理学的効果が期待できる」と回答したものは12％であったと報告している．一方，内田ら[5]は，日本物理療法学会会員に対し臨床現場における物理療法機器の使用状況についてアンケート調査を行ったところ，物理療法機器を使用する理由として，「効果が確実である」との回答が18名中11名であったと報告している．この点について，高岡ら[6]は，日本物理療法

表1 物理療法の分類

種類	タイプ	臨床例
温熱療法	深部温熱	超短波,極超短波
	表在温熱	ホットパック,パラフィン浴
	寒冷	コールドパック
機械的療法	牽引	機械的牽引
	圧迫	弾性包帯,マッサージ
	水	渦流浴
	音	超音波
電磁気療法	電磁場	紫外線,赤外線
	電流	経皮的神経電気刺激,干渉波電流

(文献3)より引用)

学会会員は物理療法に関心が高く,機器の操作や使用手順に長けている可能性があると考察している.

また,筆者らは車椅子テニス大会のサポートを継続して行っているが,そこに参加する理学療法士から,「普段,物理療法をほとんど使っていません」,「物理療法をどのように使ってよいのかがよくわかりません」などの声も耳にする.しかし,実際に物理療法を用いた治療で選手の状態が変化することを目の当たりにすると,「こういった使い方があるんですね」と物理療法に対する考え方が変化する.これらの経験を踏まえ,車椅子テニス大会に向けた勉強会で物理療法を取り上げ,実際に体験していただく機会を設けている.その甲斐あって,近年,大会サポートでの物理療法の使用頻度は高くなってきている.このことからも,経験不足が臨床現場で物理療法を活用しない大きな原因になっていると推測できる.

以上のことからもわかるように,臨床現場で物理療法は「運動療法の補助的手段」として使われることが多く,特に外来診療では理学療法士の治療までの待ち時間に物理療法を行うという使い方が多くされているのではないだろうか.また,経験不足から物理療法を使わないという理学療法士も少なからずいる.そのようになっている一因は,物理療法を利用する側の知識不足・経験不足によるものと推察できるが,これでは物理療法本来の効果を引き出すことはできず,物理療法を「補助的手段」で終わらせてしまっている可能性がある.

表2 痛みのとらえ方

急性痛	急性痛が長引いたもの	慢性痛症
痛覚受容器の興奮	痛覚受容器の興奮	神経系の可塑的異常
警告信号	警告信号	警告信号としての意義なし
オピオイドがきわめて有効	オピオイドが有効	オピオイドは無効な場合が多い
組織の傷害	組織の傷害	CPRS,幻肢痛,帯状疱疹後神経痛など

(文献7)より引用)

B 物理療法を用いることができる病態

　物理療法を「補助的手段」で終わらせないためには,物理療法を用いることができる病態を十分に理解しておく必要がある.

1.臨床現場やスポーツ現場での痛みのとらえ方

　スポーツ現場で選手は「どんなにひどい怪我をしていても痛みがなければ試合に出る」,「何とか痛みを取って」と痛みのコントロールを要求し,臨床現場でも痛みのコントロールは患者のニードの大きな部分を占める.では,臨床現場やスポーツ現場で痛みをどのようにとらえたらよいのであろうか？

　近年,痛みのとらえ方,特に慢性痛に対する考え方が変わってきた.従来,慢性痛と考えられていたものを,「急性痛が長引いたもの」と「慢性痛症」に分けて考えるようになってきた(表2)[7].ここで「急性痛」として扱われているものは,「急性外傷」により引き起こされる痛みにあたり,組織損傷による「炎症」を伴う.「急性痛が長引いたもの」には,組織損傷後の治癒過程が長引いているものや急性外傷後の後遺障害などが含まれるが,使い過ぎ症候群(over use syndrome)や不安定性症候群などの「慢性外傷」もこの範疇と考えられる.また,比較的痛みが長く続く病態として筋・筋膜性疼痛症候群を挙げることができる.「慢性痛症」は神経系の可塑的変化を伴い,「痛み」そのものが大きな問題となる.複合性局所疼痛症候群(complex regional pain syndrome:CRPS)や幻肢痛などがこれに含まれる.医療現場では「急性痛」,「急性痛が長引いたもの」,「慢性痛症」すべてを扱うが,スポーツ現場で扱う痛みは,「慢性痛症」を除く「急性痛」と「急性痛が長引いたもの」である.

図1 膝前十字靱帯再建術後に認められた「硬い浮腫」
圧迫により圧痕ができているのがわかる．矢印は圧痕部．（巻頭カラー参照）

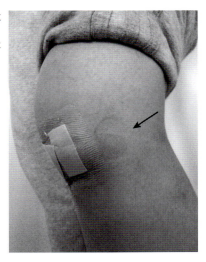

2. 急性外傷

急性外傷とは，組織に対し一度に大きな力が加わり組織損傷を引き起こす状態であり，代表例は骨折や脱臼，捻挫や筋損傷である．急性外傷は，その受傷機転がはっきりしているものが多く，損傷した組織も明らかである．急性外傷後には引き続き「炎症」が起こる．臨床現場やスポーツ現場では，炎症の五大徴候（腫脹，熱感，発赤，痛み，機能障害）のうち，腫脹と痛みをコントロールして自然治癒過程にいかに上手く乗せるかが重要となる．腫脹と痛みをコントロールするためには，受傷直後からRICE処置や微弱電流刺激を積極的に取り入れるとよい．

3. 急性外傷後の「硬い浮腫」

急性外傷後や術後の炎症期から修復期にかけて熱感が治まってきているにもかかわらず，依然，患部周辺の皮下組織に比較的硬い浮腫が存在することがある（図1）．この硬い浮腫は，手術後に特有な「非機能的細胞外液」[8]と同様のものと考えることができる．もともと，細胞間質の水は，ヒアルロン酸などのグリコサミノグリカンと蛋白質の複合体であるプロテオグリカンやコラーゲン線維が網目状に絡み合ったゲル状態として存在しているが，「非機能的細胞外液」は炎症などが刺激となり，それが膨潤したものととらえることができる．関節周囲にこの硬い浮腫がある場合は，関節可動域制限の原因となることが多い．硬い浮腫により組織間圧が高くなっ

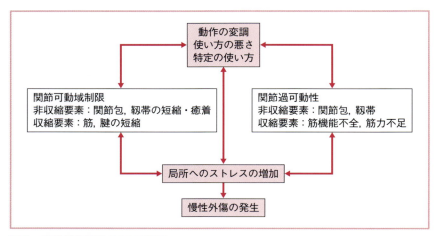

図2　慢性外傷発生までの過程

ている状態では，痛みを引き起こすこともあり，圧迫や超音波を用いて硬い浮腫を軽減することで痛みや関節可動域制限の改善に役立つ．

4. 慢性外傷

　身体組織に比較的小さな外力が頻回に繰り返し加わることで，慢性外傷が引き起こされ，筋や靱帯などの骨への付着部で好発する．慢性外傷を引き起こす症例では，潜在的に関節可動域制限や関節過可動性を抱えており，そのことが「使い方」に影響を及ぼしていることが多い．

　関節可動域制限の原因は，筋の硬さや関節周囲組織の短縮などが考えられる．関節可動域が少ないまま運動を行うことによって，今までと異なった運動パターンを強いられることとなり，そのまま運動を続けていると，硬くなっている組織に伸張ストレスが集中し微細な組織損傷が引き起こされる．一方，関節過可動性が存在し，筋により関節運動をコントロールできない状態(筋機能不全)では，動きの中で局所に伸張ストレスや圧縮ストレスが集中して微細な組織損傷が引き起こされる．

　また，1つの関節でも関節可動域制限と関節過可動性が混在する場合がある．たとえば，足関節捻挫後遺症などの場合，前距腓靱帯，踵腓靱帯などの損傷により引き起こされる距骨の回外・内転方向への副運動の増大，脛骨に対する距骨の前方への滑りの増大など過可動性を引き起こす要因がある一方，踵骨上部の皮下組織の融

通性の低下や距骨下関節の副運動の減少，下腿三頭筋の短縮による脛骨に対する距骨の前方偏位・後方への滑りの減少など可動域制限を引き起こす要因ある．このように関節可動域制限と関節過可動性が混在するにもかかわらず無理な動き方を続けていると，動きの中で特定の部位(組織)にストレスが断続的に加わり，慢性外傷を引き起こす可能性がある(図2)．

さらに，ある特定の「使い方」を強いられる場合や「使い方」が悪い(言い換えれば，フォームが悪い)場合にも，筋・腱の骨への付着部にストレスが集中し，微細な損傷が繰り返され，症状を悪化させていることもある．外側上顆炎やOsgood-Schlatter病などがこれに当たる．

これらの場合，局所で起こっている炎症のコントロールに加え，筋の硬さや関節周囲組織の短縮を改善し，筋で関節の運動をコントロールできるようスタビライゼーションエクササイズを含む徹底的なエクササイズを行い，局所に加わるストレスが軽減できるような「使い方」や「フォーム」を学習させることが重要となる．運動する際に，関節過可動性を筋でコントロールすることがむずかしい場合は，サポーターなどの補助具，テーピングの使用も検討する．

5. 筋・筋膜性疼痛症候群

比較的痛みが長引く病態として，筋・筋膜性疼痛症候群も挙げられる．筋・筋膜

>>>POINT<<<

関節可動域制限や関節過可動性を引き起こしている原因を考えるときに，組織を**非収縮要素(inert tissue)** と**収縮要素(contractile tissue)** に分けると考えやすい．この考え方は，運動による張力の加わり方で組織を分類したもので，イギリスの整形外科医James Cyriax[9]が提唱した．

非収縮要素(inert tissue)	収縮要素(contractile tissue)
関節包，靱帯，滑液包，筋膜，硬膜，神経根	筋，腱，それらの骨への付着部

- 自動運動，他動運動で痛みが出現したら，非収縮要素の傷害を疑う．
- 自動運動，中間位での抵抗を加えた等尺性収縮で痛みが出現したら，収縮要素の傷害を疑う．

表3 トリガーポイントの特徴

- その圧迫により痛みや異常感覚が特徴的な領域に発生する.
- トリガーポイントのある筋は短縮しているため,運動の可動域制限がある.
- 筋の伸張や収縮により痛みが生じる.
- トリガーポイントのある筋線維は硬い.
- 指で圧迫したり鍼を刺入すると,その硬い線維だけが収縮する(局所単収縮反応,local twitch response).

(文献11)より引用)

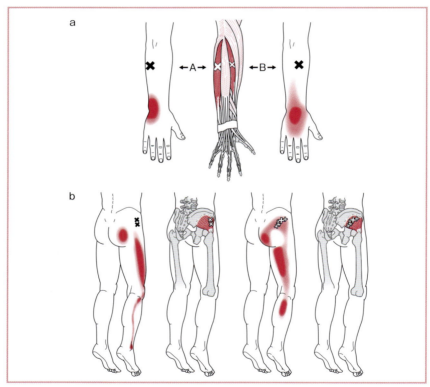

図3 トリガーポイントからの関連痛パターン
a:前腕伸筋群(文献11)p481より引用)
b:小殿筋(文献12)p169より引用)

性疼痛は1952年にTravellらによって最初に記され[10],その後,TravellとSimonsによって詳細に解説された"Myofascial pain and dysfunction:the trigger point manual"が発刊された．この本の中でTravellとSimonsは筋・筋膜性疼痛症候群の特徴であるトリガーポイント（引き金点）を「筋腹の痛覚過敏部位」と定義し，その特徴を**表3**のようにまとめている[11]．さらに，トリガーポイントからの関連痛パターンを詳細に記載した（**図3**）[11, 12]．具体的な治療法としてはブロック注射，スプレーによる冷却を併用したストレッチ，マッサージ，虚血圧迫，超音波などが挙げられている．筋・筋膜性疼痛症候群の病態に関しては，その原因が神経根症（radiculopathy）であるとするもの[13]もあるが，明らかにはされていない．慢性外傷で筋が硬くなっている場合は，筋・筋膜性疼痛症候群様の病態としてアプローチすると奏効することが多い．

6. 筋機能不全

　固定や術後などにより関節運動を行わないと筋萎縮が起こる．この筋萎縮は筋の器質的変化に加え，筋の機能的変化が起こることはよく知られている．筆者らの研究でも，萎縮筋では運動単位の活動パターンや筋活動量が変化していること[14]，運動に参画する運動単位の発火頻度が変化していること[15]を明らかにした．また，外傷後や術後に膝関節が腫れると反射的に大腿四頭筋が抑制される[16, 17]ことが知られている．さらに，同一姿勢の保持や同じ使い方を繰り返し行うことで，ある一部の筋のみをよく使い他の筋をあまり使わず，筋で関節運動を上手くコントロールできない状態が起こる．この状態は，関節過可動性がある場合などによくみられ，結果的に相反神経抑制が乱れた状態と推測できる．

　これらの状態は，神経系の機能的変化を伴う筋機能不全と考えられる．痛みなどの侵害刺激が加わると反射的に筋が収縮し，筋スパズムが引き起こされるが，これも筋機能不全の一つと考えられる．

　筋機能不全の状態では，随意的な筋収縮は得られにくく，上手く運動を遂行することができない．このような場合に神経筋電気刺激（electrical muscle stimulation：EMS）と運動療法の併用は有効である．また，拮抗筋が硬くなっている状態では主動作筋の筋収縮は得られにくいので，まず，拮抗筋に対する高電圧パルス電流刺激を行い，拮抗筋の伸張性，柔軟性を獲得してからエクササイズを行うと効率的である．

　それぞれの病態に対し用いることができる物理療法を**図4**に示す[18]．

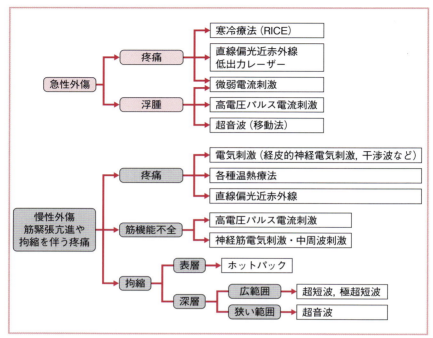

図4　各病態に用いることができる物理療法

C 物理療法は武器になる

1. 物理療法の適応を見極めよう

　今まで物理療法を用いることができる病態と，どのような物理療法が適応になるのかについて述べてきた．

　「急性外傷」の場合，その発症機転ははっきりしており，損傷された組織も明らかであることが多い．したがって「急性外傷」では痛みと腫脹のコントロールが中心となり，物理療法ではRICE処置と微弱電流刺激（microcurrent electrical stimulation：MES）を第一に選択する．RICE処置と微弱電流刺激で痛みと腫脹はかなり軽減させることができるので，これらの物理療法を使いこなすことで「急性外傷」に対して物理療法は「武器」となる．しかし，「慢性外傷」の場合は，関節可動域制限や筋機能不全，筋力低下などが複雑に絡み合い症状を引き起こしているので，対症的

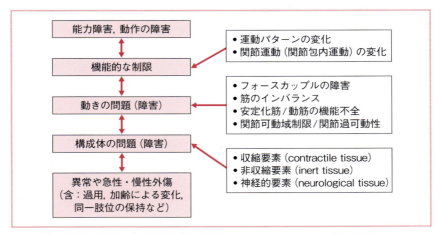

図5 能力障害，動作の障害と外傷の関係（文献19）p403より引用，筆者改変）

に物理療法を用いても「武器」にはならない．

では，「慢性外傷」に対しても物理療法を「武器」として使いこなすためにはどうしたらよいか？

図5に示すように「能力障害，動作の障害」を「動きの問題（障害）」，「機能的な制限」など運動学的に解釈し，解剖学的知識やそこにある病態に基づいて「構成体の問題（障害）」として説明できる．言い換えれば，「臨床的推論」の能力を身につける必要がある．動作に何らかの問題があれば，運動パターンは変化し，そのときの関節運動も変化する．そこには筋のインバランスや筋機能不全，関節可動域制限や関節過可動性が影響している．さらに，これらの「動きの問題（障害）」を引き起こしている原因が何であるか，収縮要素（contractile tissue），非収縮要素（inert tissue），神経的要素（neurological tissue）といった「構成体の問題（障害）」にまで絞り込む．これら一連の評価では，一般的な理学的検査に加え，エンドフィールを感じられる能力，高い触診技術が求められる．これらの結果をもとに，動きの中でどこが上手く使えていないのか，どこにストレスが集中するのかを解剖学・運動学的に説明できれば，物理療法を適応するときに対象となる組織がより明確化される．

たとえば，捻挫の後遺症で足関節の背屈制限があり，しゃがみ込んだときに足関節前内側に詰まり感を訴える症例では，足関節背屈制限を引き起こしている組織が何であるかを明確にしながら治療を行う必要がある．

〈物理療法利用の具体例〉

症例：34歳，女性．主婦であるが，エアロビクスのインストラクターもしている．

現病歴：エアロビクスのレッスン中に左足関節を捻挫した．近医でⅡ度の捻挫と診断され，アンクルサポーターを処方された．痛みがなかなか取れないので2ヵ月間，アンクルサポーターを装着していた．

痛みが軽減してきたので，アンクルサポーターを外して，少しずつエアロビクスを再開したが，左足を前にして踏み込んだときや，しゃがみ込んだときに左足関節前内側の詰まり感を感じるようになった．この詰まり感がどんどん気になるようになり，エアロビクスの時間が長くなると痛みも感じるようになったので，足の外科を専門とする整形外科を受診した．

理学所見：左足関節可動域；背屈15°，底屈30°

左足関節筋力；前脛骨筋4，後脛骨筋4⁻，短腓骨筋4，長腓骨筋4，下腿三頭筋4

圧痛：左前距腓靱帯部に圧痛（＋），左踵腓靱帯は圧痛（－）

触診：左距骨は脛骨に対して前方へ変位していた．特に前内方への関節の遊びが大きくなっていた．

下腿三頭筋，前脛骨筋の短縮（＋）．

足関節背屈時のエンドフィールは「骨と骨の衝突感」であるが，三角靱帯後方，距骨下関節内側後方の軟部組織の伸張感が強かった．

足関節底屈時のエンドフィールは「"弱々しい"組織伸張感」であった．

徒手検査：左足関節前方引き出しテスト；陽性，内反ストレステスト；陽性．

統合と解釈

左足関節捻挫後，2ヵ月に及ぶアンクルサポーターでの固定のために，足関節周囲の軟部組織の短縮，前脛骨筋，下腿三頭筋の短縮が起こった．そのため，足関節背屈時に距腿関節で距骨の後方への滑り込みが上手く行われず，距骨頚部が脛骨に当たるインピンジメントが引き起こされた．このことが，踏み込み動作，しゃがみ込み動作での足関節前内側の詰まり感の原因と考えられた．

具体的なアプローチ

- 左足関節に対する渦流浴を用いた温熱療法：渦流浴により足関節周囲の組織の柔軟性を向上

→渦流浴後，多少，エンドフィールは柔らかい感じになるものの，大きな改善は得られなかった．

⬇

- 前脛骨筋に対する超音波＋高電圧パルス電流刺激を用いたコンビネーション治療
    - →コンビネーション治療後，前脛骨筋の柔軟性が改善し，ストレッチ後，足関節底屈角度は45°まで改善した．しかし，足関節背屈角度，背屈時の前内側の詰まり感は著変なかった．

⬇

- 三角靱帯後方，距骨下関節内側後方の軟部組織に対する超音波療法
    - →足関節背屈制限の原因として三角靱帯後方，距骨下関節内側後方の軟部組織の短縮，下腿三頭筋の短縮が考えられたが，エンドフィールを感じられるポジションで三角靱帯後方，距骨下関節内側後方の軟部組織の伸張感が強く感じられたので，三角靱帯後方，距骨下関節内側後方の軟部組織に対する治療をまず選択した．
    - →超音波治療後，三角靱帯後方，距骨下関節内側後方の軟部組織の伸張感は軽減し，足関節背屈角度は25°に改善した．また，足関節背屈時のエンドフィールも「骨と骨の衝突感」から「"弱々しい"組織伸張感」に変化した．

⬇

- 下腿三頭筋に対する超音波＋高電圧パルス電流刺激を用いたコンビネーション治療
    - →エンドフィールが「"弱々しい"組織伸張感」に変化したことから，足関節背屈制限の原因が三角靱帯後方，距骨下関節内側後方の軟部組織の短縮から，下腿三頭筋の短縮に変化したと考えられる．そこで，下腿三頭筋に対するコンビネーション治療を選択した．
    - →下腿三頭筋に対するコンビネーション治療後，下腿三頭筋の柔軟性が向上し，ストレッチ後，足関節背屈角度は30°に改善した．エンドフィールは「組織伸張感」に変化した．
- 獲得できた可動域を筋でコントロールできるようにするために，徹底的な筋力増強トレーニングを行い，その後，動作エクササイズを行った．
- 筋力も十分に回復し，違和感なくエアロビクスもできるようになった．

＊それぞれの物理療法の設定は，「実践編」参照のこと．

このように実際の治療では，問題を引き起こしている原因は一つとは限らず，複数のものが複雑に絡み合っていることがある．この複雑に絡み合っている原因を一つ一つ紐解いていくためには，解剖学的知識，運動学的知識を駆使して，目の前で起こっている現象と触診などによって感じ取ったことを統合できる能力が求められる．

　物理療法を適応するターゲット（病態や組織）を絞り込むことができるようになり，なおかつ，物理療法の適応を熟知していれば，きっと物理療法は治療を行う際の「武器」になるはずである．特に治療時間の限られている大会や競技会などのスポーツ現場では，物理療法は欠かすことのできない「武器」である．

2. 物理療法の適応を熟知しよう

　物理療法を適応するターゲット（病態や組織）を絞り込むことができるようになったとしても，どの物理療法を適応すればよいか，その作用機序はどのようなものであるかを知識としてもっていなければ，物理療法を「武器」として駆使することはできない．物理療法の作用機序，適応の詳細は，「基礎編」でしっかり学んでいただきたい．

　さらに，知識が身についたとしても臨床の場で応用できなければ，それはあまり意味をなさない．臨床の場で活用できて，初めて活きた知識となり，技術となる．

　では，物理療法の適応を熟知し，使える技術として身につけるにはどうしたらよいか？

　答えは簡単である．自分で体験してみることである．

　電気刺激を例に取ると，周波数やパルス幅を変えることで，電気刺激の感じ方は変わり，収縮する筋，筋の収縮状態も変化させることができる．この組み合わせはいく通りもできる．電極の導子を変えるだけでも感じ方は変わる．人によって電気刺激に対して強い人，弱い人もいる．プログラムされた設定のみを使うのではなく，マニュアル操作で実際に電気刺激を試していただきたい．自分の身体を使って，物理療法機器で遊んでみてほしいのである．周波数，パルス幅，刺激強度，通電時間の組み合わせで，何がどう変わるのか？　これは，実際に体験しないとわからないことである．他の物理療法も，患者や選手に応用する前に，まず自分で体験してみる．

　物理療法を自分自身で体験してみると，知識でしかなかった物理療法の適応や効果を「実感」として感じられるようになり，応用の幅が広がったり，物理療法の新た

な使用法を発見したりすることもある．物理療法の効果を「実感」できれば，自信をもって臨床の場でも活用できる．治療を行う際に，自分自身の体験，臨床での経験に裏打ちされた知識に基づいて物理療法を活用することで，物理療法は「武器」になる．

>>>POINT<<<

　関節可動域制限や関節過可動性を引き起こしている原因を探るときに，関節可動域最終域で感じられる抵抗感"エンドフィール"[9]は重要な情報となる．"エンドフィール"はあくまでも検者の感じる抵抗感であり，数値化できる指標ではないが，それぞれの"エンドフィール"の違いを感じ取ることができるようになると関節可動域制限や関節過可動性を引き起こしている原因の把握が的確となる．

エンドフィール	例
正常 骨と骨の衝突感（bone to bone） 軟部組織の衝突感（soft tissue approximation） 軟部組織の伸張感（tissue stretch）	肘関節伸展 膝関節屈曲 足関節背屈，肩関節外旋，指伸展
異常 早い筋スパズム（early muscle spasm） 遅い筋スパズム（late muscle spasm） "弱々しい"組織伸張感（"mushy" tissue stretch） 硬関節包性（hard capsular） 軟関節包性（soft capsular） 骨と骨の衝突感（bone to bone） 抵抗感の消失（empty） 弾性抑止（springy block）	傷害後の防御性収縮 関節の不安定性や痛みによるスパズム 硬い筋 凍結肩 滑膜炎 骨棘形成 急性肩峰下滑液包炎 半月板損傷

● 文献

1) 松澤正監：物理療法学，金原出版，東京，2008
2) Cameron MH編著，渡部一郎監訳：普及版EBM物理療法，原著第2版，医歯薬出版，東京，2006
3) 川口浩太郎ほか：物理療法の理論と実際．整外と災外 52：623-631, 2009
4) 高岡克宜ほか：臨床現場の立場から見た物理療法の実態：理学療法士を対象としたアンケート調査から．日物理療会誌 19：17-21, 2012
5) 内田賢一ほか：臨床および養成機関における物理療法の現状報告．日物理療会誌 17：23-24, 2010
6) 高岡克宜ほか：物理療法の臨床適応の課題と方略．PTジャーナル 47：669-675, 2013
7) 熊沢孝朗ほか：痛みの学際的アプローチへの提言，慢性痛はどこまで解明されたか，昭和堂，東京，57, 2005
8) 多田羅恒雄：外科的浮腫成因の物理化学アプローチ．体液・代謝管理 18：35-40, 2002
9) Cyriax JH：Textbook of Orthopaedic Medicine, Volume 1, Diagnosis of Soft Tissue Lesions, 8th ed, Baillière Tindall, London, 43-69, 1982
10) Travell JG, et al：The myofascial genesis of pain. Postgrad Med 11：425-434, 1952
11) Travell JG, et al：Myofascial pain and dysfunction：the trigger point manual, Williams & Wilkins, Baltimore, 1983
12) Travell JG, et al：Myofascial, pain and dysfunction：the trigger point manual, volume 2, The lower extermities, Lippincott Williams & Wilkins, Philadelphia, 1992
13) Gunn CC：The Gunn approach to the treatment of chronic pain：intramuscular stimulation for myofascial pain of radiculopathic origin, 2nd ed, Churchill Livingstone, New York, 3-10, 1996
14) 金子文成ほか：萎縮筋の最大随意収縮時における筋活動動態の筋電図学的検討．理療基礎 1：11-16, 1997
15) 友村奈津子ほか：膝関節靭帯再建術後数週を経過した症例における大腿四頭筋の筋電図特性．体力科學 47：744, 1998
16) Fahrer H, et al：Knee effusion and reflex inhibition of the quadriceps. A bar to effective retraining. J Bone Joint Surg Br 70：635-638, 1988
17) Snyder-Mackler L, et al：Reflex inhibition of the quadriceps femoris muscle after injury or reconstruction of the anterior cruciate ligament. J Bone Joint Surg Am 76：555-560, 1994
18) 川口浩太郎：スポーツ現場での物理療法使用の実際―ホッケーへの帯同経験から―．日物理療会誌 17：6-10, 2010
19) Magee DJ, et al：Principles of stabilization training. Scientific foundations and principles of practice in muscloskeletal rehabilitation, Saunders Elsevier, St. Louis, 388-413, 2007

（川口浩太郎）

実践編

1 急性外傷に対する物理療法

1) 急性外傷後の対処法1 ──RICE処置

A RICE処置を用いるのは？

- 捻挫，打撲などの急性外傷
- 練習や試合の後に痛みがある場合
- 練習や試合の後のクーリングダウン

□ 外傷後，速やかにアイシングを行う．このとき，できる限りバンデージによる圧迫を併用し，患部を心臓より高い位置にもっていく（図1）．
□ 皮下の腫れが強い場合には，テーピングパッドなどを用いて圧迫を加える（図2）．その際，循環障害を引き起こす可能性があるので，圧迫の程度には注意を要する．
□ 患部に熱感がある場合は，アイシングを優先して行う．
□ 外傷後，関節部付近で皮下出血が認められる場合は，骨折を伴っている可能性が高いので，医療機関で適切な診断を受ける．

B RICE処置の実際

- アイスバッグ（氷嚢）またはビニール袋に氷を入れる．
- 氷の入ったアイスバッグを患部に当て，バンデージで軽く圧迫を加えながら固定する．
- できる限り，患部を心臓より高い位置に保持する．
- RICE処置は15〜20分を1クールとする．

図1 アイシングの実際
バンデージで圧迫を加えながら，アイスバッグを用いてアイシングを行う．枕などを利用し，患部を高くすることも重要である．

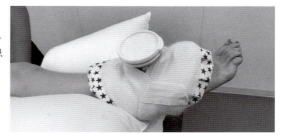

図2 ボールによる右大腿部打撲
パッドによる圧迫で，皮下出血がパッド周囲に移動しているのがわかる．（巻頭カラー参照）

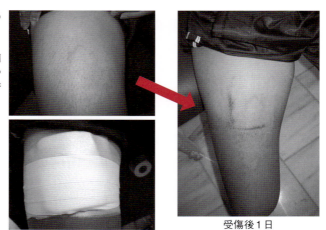

受傷後1日

☐アイスバッグに氷を入れた後，できる限り空気を抜いてからアイスバッグを閉める．

☐アイスバッグに使用する氷は，患部の形状に合わせやすいクラッシュアイスが望ましい．

☐RICE処置を20分以上続けると，アイシング終了後，血管の透過性が亢進して反射性充血を起こしてしまい，結果的に腫脹の増大を引き起こすことがある．長時間アイシングを行う場合は，アイシングを15〜20分行い，その後，患部を触って「冷たい」と感じなくなるまで間をおき，再度アイシング行うということを繰り返す．

☐冷凍庫で冷やしたコールドパックを用いる場合，直接，患部に当てると凍傷を引き起こす可能性が高くなるので，タオルなどに包んで患部に当てる．

（川口浩太郎）

1 急性外傷に対する物理療法

2) 急性外傷後の対処法2
──微弱電流刺激療法

A 微弱電流刺激療法を用いるのは？

- 捻挫，打撲などの急性外傷
- 練習や試合の後に「痛み」や「熱感」がある場合

□ 足関節外側靱帯損傷急性期の患者に対し1回20分間の微弱電流刺激療法（microcurrent electrical stimulation：MES）（周波数0.5Hz，パルス幅1sec，刺激強度50μA，交流）を1回のみ実施した結果，足関節の体積減少が確認され，腫脹の減少に有効であった[1]．

□ 外傷後，速やかに微弱電流刺激療法を行う．このとき，バンデージなどによる軽い圧迫を加え，アイシングを併用することで，より腫れを抑えることができる[2]．

□ 経験的に長時間通電を行った方が，腫脹の軽減効果は大きい[2]．

□ 練習や試合の後に「痛み」や「熱感」を伴う場合は，日頃のコンディショニングとしてRICE処置とともに微弱電流刺激療法を併用するとよい．

B 微弱電流刺激療法の実際

1. 外傷後急性期に用いる場合

a. 複合型電気刺激装置を用いる場合

- 患部をはさむように電極を設置する．
- 微弱電流刺激（二相性）を選択し，周波数0.2Hz，パルス幅150ms，電流量50μAに設定する（図1）．
- 1回の治療は20分を目安とする．

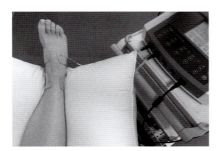 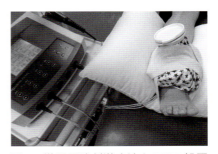

図1 複合型電気刺激装置を用いた外傷後急性期の微弱電流刺激療法
微弱電流刺激（二相性）を選択し，周波数0.2Hz，パルス幅150ms，電流量50μAに設定する．

図2 微弱電流刺激療法とRICE処置の併用
バンデージで圧迫を加える際は，締めすぎないように注意する．

□微弱電流刺激療法と同時にRICE処置を併用すると，腫脹の軽減に対し，さらに効果的である（図2）．

b. 携帯型微弱電流刺激装置を用いる場合（使用機器：AT-mini, 伊藤超短波社製）

- 患部をはさむように電極を設置する．
- 「Care」に設定する．

□「Care」の設定は，二相性微弱電流：周波数0.2Hz，パルス幅50％ duty，電流量50μA，通電時間12時間にプログラムされている（図3）．
□長時間通電を行った方が腫脹の軽減効果が大きいので，選手が就寝する際には微弱電流刺激療法を行ったまま寝てもらう．
□その際，バンデージなどを巻いて，電極パッドが皮膚から剥がれないように工夫する（図4）．
□治療器本体から電極プラグが抜けないように注意する．

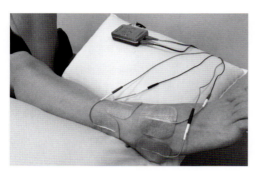
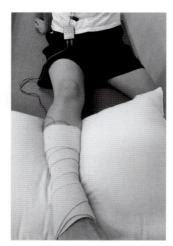

図3 携帯型微弱電流刺激装置を用いた外傷後急性期の微弱電流刺激療法
プログラム「Care」は二相性微弱電流:周波数0.2Hz,パルス幅50% duty,電流量50μA,通電時間12時間にプログラムされている.

図4 電極パッドが剥がれないようにする工夫
バンデージを巻いて,電極パッドが皮膚から剥がれないようにする.アンダーラップなどを用いてもよい.

2. 日頃のコンディショニングとして用いる場合

a. 複合型電気刺激装置を用いる場合

- 患部をはさむように電極を設置する.
- 微弱電流刺激(二相性)を選択し,周波数0.2Hz,パルス幅150ms,電流量50μAに設定する(図5).
- 1回の治療は20分を目安とする.

□微弱電流刺激療法と同時にRICE処置を併用すると,さらに効果的である(図2).

b. 携帯型微弱電流刺激装置を用いる場合(使用機器:AT-mini, 伊藤超短波社製)

- 患部をはさむように電極を設置する.
- 「Comb」に設定する.

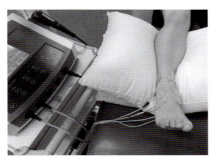

図5 複合型電気刺激装置を用いたコンディショニングとしての微弱電流刺激療法

微弱電流刺激(二相性)を選択し,周波数0.2Hz,パルス幅150ms,電流量50μAに設定する.

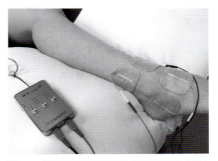

図6 携帯型微弱電流刺激装置を用いたコンディショニングとしての微弱電流刺激療法

プログラム「Comb」は,治療開始後1時間は二相性微弱電流:周波数200Hz,パルス幅50% duty,出力500μA,その後の11時間は二相性微弱電流:周波数0.2Hz,パルス幅50% duty,電流量50μAにプログラムされている.

- □「Comb」の設定は,治療開始後1時間は二相性微弱電流:周波数200Hz,パルス幅50% duty,出力500μA,その後の11時間は二相性微弱電流:周波数0.2Hz,パルス幅50% duty,電流量50μAにプログラムされている(図6).
- □長時間の通電を行った方が腫脹の軽減効果が大きいので,選手が就寝する際には微弱電流刺激療法を行ったまま寝てもらう.
- □その際,バンデージなどを巻いて,電極パッドが皮膚から剥がれないように工夫する(図4).
- □治療器本体から電極プラグが抜けないように注意する.

● 文献

1) 廣重陽介ほか:足関節外側靱帯損傷急性期の腫脹に対するマイクロカレント刺激の効果.臨スポーツ医 30:99-103, 2013
2) 川口浩太郎:スポーツ現場での物理療法使用の経験―ホッケーへの帯同経験から―.日物理療会誌 17:6-10, 2010

(川口浩太郎)

1 急性外傷に対する物理療法

3) 急性期を脱したら？——超音波療法

A 超音波療法を用いるのは？

- 捻挫，打撲などの急性外傷後で熱感が治まり，腫れや硬い浮腫が残存する場合
- 術後，術創周囲に残存する硬い浮腫

☐ 急性外傷後では，熱感が治まれば，炎症期を過ぎ修復期に移行し始めていると判断できる．

☐ 修復期に移行しても腫れが残存すると，その後，関節拘縮を引き起こす可能性が高くなる．

☐ 硬い浮腫は術後などに引き起こされる「非機能的細胞外液」[1]と同等のものと考えられる．もともと，細胞間質の水は，ヒアルロン酸などのグリコサミノグリカンと蛋白質の複合体であるプロテオグリカンやコラーゲン線維が網目状に絡み合ったゲル状態として存在しているが，「非機能的細胞外液」は炎症などの刺激により，それが膨潤したものととらえることができる．

☐ このような硬い浮腫では，圧迫により圧痕ができる（図1）．

B 超音波療法の実際

- 超音波用ジェルを超音波導子に塗布し，腫れのある部分と超音波導子の間に隙間のないようにする．
- 硬い浮腫は表層にあるので，超音波の周波数を3MHzに設定し，出力は持続で$1W/cm^2$とする．
- 1回の治療は5分を目安とし，回転法にて超音波療法を行う．

☐ 患部と超音波導子の間に隙間があると，ピリピリした感じがすることがあるの

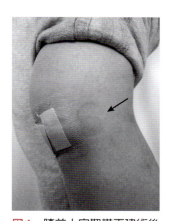

図1 膝前十字靱帯再建術後に認められた「硬い浮腫」
圧迫により圧痕ができているのがわかる．矢印は圧痕部．（巻頭カラー参照）

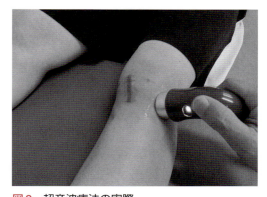

図2 超音波療法の実際
超音波導子を動かす際には，少し圧を加えながら動かすようにする．

で，ジェルを用いて隙間ができないようにする．
- 骨の突起部や軟部組織が薄い部分では，骨膜刺激によるドーンとした鈍痛を感じることがあるが，その場合は，超音波導子を動かす速さを速くするか，出力を50％パルスなどに変更する．
- 超音波導子を動かす際には少し圧を加えるようにしながら動かすとよい（図2）．
- 浮腫が硬い場合，超音波療法のみでは組織間の水の移動が起こりにくいので，まず徒手的に圧迫を加えて組織間の水を動かしてから超音波療法を行う．
- 治療対象部位が凸凹している場合は，水中法を用いることもある．

● 文献
1) 多田羅恒雄：外科的浮腫成因の物理化学的アプローチ．体液・代謝管理 18：35-40, 2002

（川口浩太郎）

2 筋緊張亢進状態に対する物理療法

1) 高電圧パルス電流刺激1 ──軽い筋収縮を用いるもの

A 高電圧パルス電流刺激で軽い筋収縮を用いるのは？

- 試合や練習での使い過ぎや疲労により筋が硬くなっている場合
- 筋が短縮している場合
- 特に脊柱起立筋やハムストリングスなど大きな筋が硬くなっている場合

☐ 同一姿勢を強要される競技では，その姿勢を保持するために持続的に収縮している筋が硬くなりやすい．
☐ そのため，競技ごとに硬くなりやすい筋には特徴がある．
☐ ギプス固定後や装具固定後には，不動による筋の短縮が起こる．
☐ 日ごろから関節可動域の最終域までしっかり動かしていないと，筋は短縮しやすい．
☐ 高電圧パルス電流刺激により筋が弛緩するのは，筋収縮によるIb抑制，ならびに電気刺激による反回抑制（「基礎編」図5(p105)参照のこと）のためと考えられる．
☐ 高電圧パルス電流刺激の後にはストレッチをしっかり行い，十分な筋の柔軟性を確保し，関節可動域の拡大を図る．
☐ 高電圧パルス電流刺激で筋を柔らかくしても，誤った使い方をしていると，またすぐに筋は硬くなってしまうので，フォームの修正なども行う．

B 軽い筋収縮を用いた高電圧パルス電流刺激の実際

- 硬くなっている筋を触診などで同定し，その筋に電極を貼付する．
- 高電圧パルス電流刺激を選択し，周波数3Hz，パルス幅70〜80μsで，刺激

図1 軽い筋収縮を用いた高電圧パルス電流刺激の実際
高電圧パルス電流刺激を選択し，周波数3Hz，パルス幅70〜80μsで，刺激強度は視覚的に筋収縮が確認できる強度に設定する．1回の治療は5〜10分を目安とする．

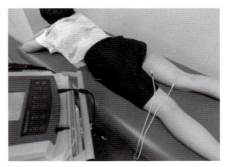

図2 高電圧パルス電流刺激後のストレッチ
高電圧パルス電流刺激により柔らかくなった筋をしっかり伸張し，筋の柔軟性改善を図る．

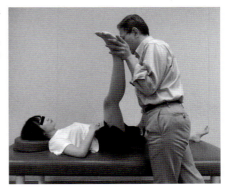

- 強度は視覚的に筋収縮が確認できる強度に設定する（図1）．
- 1回の治療は5〜10分を目安とする．

☐ 硬くなっている筋を同定し，通電後，確実に筋収縮が得られていることを確認する．
☐ 治療開始後，筋が緩んでくると筋収縮が弱くなることがあるので，その場合は刺激強度を調節して，電気刺激によりしっかり筋収縮が得られるようにする．
☐ この方法では，機器を設定し通電を開始すれば，治療している間に他の選手の治療を行うことができ，限られた時間の中で複数名の治療を行わなければならないスポーツ現場では，非常に有効な手段である．
☐ 治療が終了したら，筋が柔らかくなっているかどうか確認し，その後，ストレッチなどを行い，しっかりと筋の柔軟性の改善を図る（図2）．

（川口浩太郎）

2 筋緊張亢進状態に対する物理療法

2) 高電圧パルス電流刺激2
──強縮に近い筋収縮を用いるもの

A 高電圧パルス電流刺激で強縮に近い筋収縮を用いるのは？

- 試合や練習での使い過ぎや疲労により筋が硬くなっている場合
- 筋が短縮している場合
- 比較的小さな筋や，選択的にその筋のみを柔らかくしたい場合
- 深部にある筋を選択的に収縮させて柔らかくしたい場合

□ 治療対象筋が明確で，選択的にその筋を柔らかくしたい場合に非常に有効な方法である．
□ 症状を引き起こしている責任筋（治療対象筋）を明らかにするための評価ができる能力が求められる．
□ さらに，前腕の筋や深部脊柱起立筋など，触診により責任筋（治療対象筋）を同定する能力が求められる．
□ 高電圧パルス電流刺激により筋が弛緩するのは，筋収縮によるIb抑制，ならびに電気刺激による反回抑制（「基礎編」図5（p105）参照のこと）のためと考えられる．
□ 治療後に力の入れにくさや疲労感を訴える場合があるので，ウォーミングアップ時にこの方法を用いるには注意が必要である．
□ 力の入れにくさや疲労感がある場合は，その筋に対して軽い抵抗運動を行うことで，これらの感じは改善する．

B 強縮に近い筋収縮を用いた高電圧パルス電流刺激の実際

1. 比較的表層にある筋の場合─短橈側手根伸筋を例として─

- 治療対象となる筋を触診などの評価により明らかにする．

図1 治療対象筋の同定
触診により治療対象筋を同定する．この場合，短橈側手根伸筋の触診を行っている．

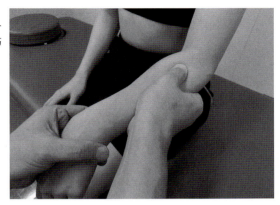

- 不感導子となる電極を筋の付着部付近に貼付する．
- 感導子となるプローブを対象筋の筋腹（モーターポイント付近）に当てる．
- 高電圧パルス電流刺激を選択し，周波数200Hz，パルス幅70〜80μsで，刺激強度は強縮に近い筋収縮が得られる強度に設定する．
- 1回の通電時間は5〜10秒程度とする．通電と通電の間には10秒程度の休みを入れる．
- プローブの位置を少しずつ変えながら，5〜10回程度繰り返す．

☐ 触診にて硬くなっている筋を確実に同定する（図1）．
☐ その筋を伸張位にする（図2）．このとき，筋の起始と付着を単に遠ざけるだけでなく，回旋の要素を上手く利用し，最も伸張したときの抵抗感が強い肢位を選ぶ．
☐ この肢位を保ちながら，プローブを筋腹に当て通電を行う（図3）．
☐ 5回程度繰り返すことで，筋が弛緩するのを実感できる．
☐ もし，筋が弛緩するのを実感できない場合は，治療対象筋として考えていた筋が誤っていたか，治療対象筋を確実に同定できていなかった可能性があるので，再度，評価を行う．

2. 深部にある筋の場合―小胸筋を例として―

- 治療対象となる筋を触診などの評価により明らかにする．

30　実践編　2　筋緊張亢進状態に対する物理療法

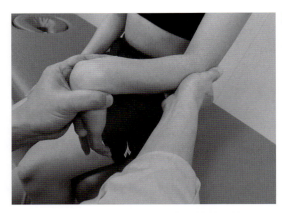

図2　治療対象筋の伸張
治療対象筋を伸張位とし，その肢位を保持する．

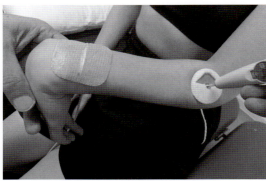

図3　強縮に近い筋収縮を用いた高電圧パルス電流刺激―短橈側手根伸筋の場合―
治療対象筋（この場合，短橈側手根伸筋）にプローブを当て，伸張位を保持したまま，強縮に近い筋収縮が得られるよう通電する．

- 不感導子となる電極を筋の付着部付近に貼付する．
- 感導子となるプローブを対象筋の筋腹(モーターポイント付近)に当てる．
- 高電圧パルス電流刺激を選択し，周波数200Hz，パルス幅10μsで，刺激強度は強縮に近い筋収縮が得られる強度に設定する．
- 1回の通電時間は5～10秒程度とする．通電と通電の間には10秒程度の休みを入れる．
- プローブの位置を少しずつ変えながら，5～10回程度繰り返す．

□パルス幅を狭くすることで深部の筋を選択的に収縮させることができる．
□触診にて硬くなっている筋を確実に同定する(図4)．
□治療対象筋が深部にあるであろう部位にプローブを当て通電を行う(図5)．

2)高電圧パルス電流刺激2——強縮に近い筋収縮を用いるもの

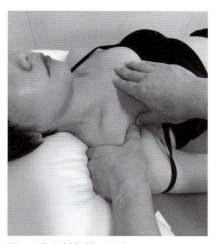

図4　治療対象筋の同定
触診により治療対象筋を同定する．この場合，小胸筋の触診を行っている．

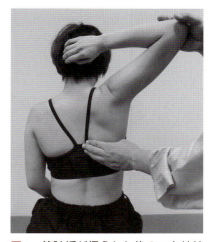

図6　筋弛緩が得られた後のエクササイズ
小胸筋の弛緩が得られたら，拮抗筋である肩甲骨内転筋群のエクササイズを行い，小胸筋をしっかりとストレッチする．

図5　強縮に近い筋収縮を用いた高電圧パルス電流刺激—小胸筋の場合—
小胸筋の筋腹があるであろう部位にプローブを当て，強縮に近い筋収縮が得られるよう通電する．

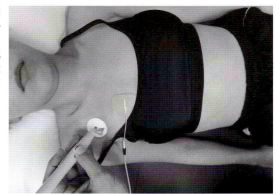

- □5回程度繰り返すことで，筋が弛緩するのを実感できる．
- □筋の弛緩が得られたら，拮抗筋(この場合は肩甲骨内転筋群)のエクササイズを行い，治療対象筋をしっかりストレッチする(図6)．

（川口浩太郎）

2 筋緊張亢進状態に対する物理療法

3) 超音波療法
――回転法

A 超音波療法を用いるのは？

- 肉離れや打撲などにより筋線維の一部が硬結様に硬くなっている場合
- 筋線維束が硬くなっている場合

□ 肉離れや打撲などでは，筋全体が硬くなっている(筋スパズム)中で，さらに硬結様に硬くなっている部分を触知できることがある．
□ このような筋では，硬結様になっている部分とそれに隣接する部分に伸張ストレスが加わりやすく，痛みを発生しやすい．

B 超音波療法の実際

- 超音波用ジェルを超音波導子に塗布し，硬結様になっている部分や硬くなっている筋線維束に超音波導子を当てる．
- 皮膚と超音波導子の間に隙間のないようにする．
- 超音波の周波数を3MHzに設定し，出力は持続で1W/cm^{2}とする．
- 1回の治療は5分を目安とし，回転法にて超音波療法を行う．

□ 患部と超音波導子の間に隙間ができると，ピリピリした感じがすることがあるので，ジェルを用いて隙間のないようにする．
□ 超音波導子を動かす際には少し圧を加えるようにしながら動かすとよい(図1)．
□ 硬結部分や筋線維束が硬くなっている部分に超音波療法を行った後には，フリクションマッサージやダイレクトストレッチなどの徒手療法を行い，その部分がさらに柔らかくなるようにする(図2)．
□ ストレッチを行い，筋全体の柔軟性も獲得する(図3)．

3）超音波療法——回転法

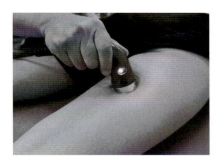

図1 超音波療法の実際
超音波導子を動かす際には，少し圧を加えながら動かすようにする．

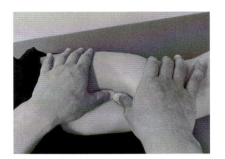

図2 超音波療法後のフリクションマッサージ
超音波療法後にフリクションマッサージを行い，さらに硬結部位を柔らかくする．

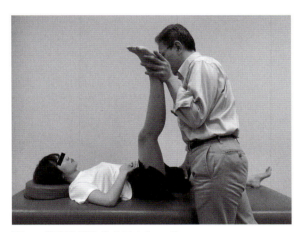

図3 超音波療法後のストレッチ
超音波療法後にストレッチを行い，さらに硬結部位を柔らかくする．

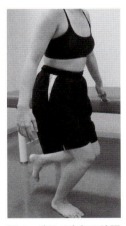

図4 痛みの有無の確認
下肢筋の場合は，片脚スクワットなど荷重位の運動で痛みの有無を確認する．他の部位の場合は，抵抗運動を行い，痛みが出現するかどうかを確認する．

□抵抗運動を行い，筋収縮時に痛みが出ないかどうかについても確認する．下肢筋の場合は，片脚でのスクワットなど荷重位での運動を行わせ，痛みの有無を確認する（図4）．

（川口浩太郎）

2 筋緊張亢進状態に対する物理療法

4) 超音波＋高電圧パルス電流刺激 ―― コンビネーション治療

A コンビネーション治療を用いるのは？

- 肉離れや打撲などにより筋線維の一部が硬結様に硬くなっている場合
- 筋全体が硬くなっており，その中でも一部の筋線維束が硬くなっている場合
- 超音波療法のみでは，なかなか筋が柔らかくならない場合

☐ 肉離れや打撲などでは，筋全体が硬くなっている（筋スパズム）中で，さらに硬結様に硬くなっている部分を触知できることがある．

☐ このような筋では，硬結様になっている部分とそれに隣接する部分に伸張ストレスが加わりやすく，痛みを発生しやすい．

☐ 超音波療法のみで硬結様部位や硬くなった筋線維束が柔らかくならない場合，高電圧パルス電流刺激を用いて筋収縮をさせながら超音波療法を行うと奏効する場合がある．

B コンビネーション治療の実際

- 超音波導子を感導子として用いる（図1）．
- 不感導子を治療部位から離れた治療対象筋に貼付する（図1）．
- 超音波用ジェルを超音波導子に塗布し，硬結様になっている部分や硬くなっている筋線維束に超音波導子を当てる．
- 皮膚と超音波導子の間に隙間のないようにする．
- 超音波の周波数は治療対象筋の深度によって3MHzまたは1MHzに設定し，出力は持続で1W/cm^{2}とする．
- 高電圧パルス電流刺激は，周波数3Hz，パルス幅70〜80μsで，刺激強度は

図1 コンビネーション治療の実際①
不感導子を治療部位から離れた治療対象筋に貼付し，超音波の導子を感導子として用いる．

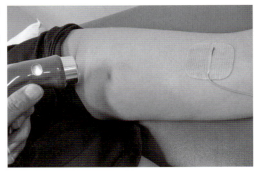

図2 コンビネーション治療の実際②
超音波導子を動かす際には，少し圧を加えながら動かすようにする．超音波の導子を感導子として用いるので，導子が皮膚から離れない（浮かない）ように注意する．確実に筋収縮が得られていることを確認しながら超音波導子を動かす．

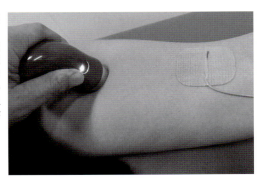

> 視覚的に筋収縮が確認できる強度に設定する．
> ● 1回の治療は5分を目安とし，回転法にて超音波治療を行う．

□患部と超音波導子の間に隙間ができると，ピリピリした感じがすることがあるので，ジェルを用いて隙間のないようにする．超音波の導子を感導子として用いるので，超音波導子を動かす際に，皮膚から超音波導子が離れないように（浮かないように）注意する（図2）．

□超音波導子を動かす際には少し圧を加えるようにしながら動かすとよい．

□治療対象筋に対する徒手療法やストレッチ，痛みの確認方法は「2-3）超音波療法」（p33）に準ずる．

（川口浩太郎）

2 筋緊張亢進状態に対する物理療法
5) クラスターレーザー

A クラスターレーザーを用いるのは？

- 筋の張りを訴えている場合
- 腰背部の張り，ハムストリングスの張り，疼痛など
- 筋の打撲後の内出血部位の硬さなどに用いると，疼痛軽減効果と組織の柔軟性が向上する

☐ (評価)筋の緊張度合いを関節可動域測定，触診などで確認し，疼痛を評価する．
☐ 筋の硬さを確認し，部位を同定する．
☐ 照射に際しては，ほとんど何も感じないことをオリエンテーション時に患者に伝える．

B クラスターレーザーの実際

- クラスターレーザーをセットする．
- 照射時間によってエネルギー量が決定される．筆者は3分程度照射するように設定している．
- 患部から5mm程度離した距離から照射する．
- 照射部位は移動させず，固定して行う．

☐ 照射する距離が離れると，逆二乗の法則*により，実際に照射されるエネルギー量が減少するため注意する(図1)．
☐ 照射が終了したら，速やかに触診し，動きを評価する．ストレッチなどの運動療法と併用する(図2)．

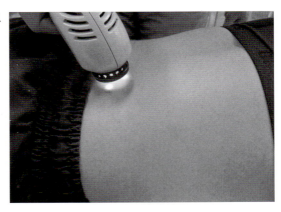

図1 脊柱起立筋へのクラスターレーザー照射

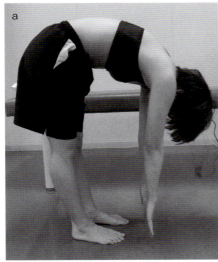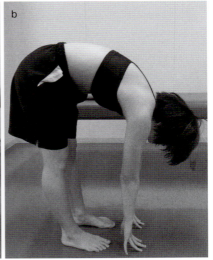

図2 床指節間距離での評価
腰背部への照射前(a)と照射後(b).

* 逆二乗の法則:単位面積当たりのエネルギー量は,距離の二乗に反比例するという法則.距離が2倍になれば,1/4に減少する.逆に距離が1/3に近づけば9倍のエネルギー量になる.

(坂口　顕)

3 関節拘縮，癒着などに対する物理療法

1) 温熱療法

A 温熱療法を用いるのは？

- ストレッチなどの前処置
- 腰背部の張り，ハムストリングスなど筋の張り，疼痛など
- 気温が低く，ウォーミングアップで身体が動かしにくい場合

□ ホットパックを当てた直後は温かさを感じないが，5分後くらいから温かさを感じる．
□ 広い範囲に対して温熱を施すのに適している．
□ 温熱直後は，少し力が入りにくいことをオリエンテーション時に患者に説明しておく．
□ ホットパック，電熱式ホットパックなどの表在温熱と，マイクロ波や超短波，超音波のようなエネルギー変換熱を利用した深部温熱がある．

B 温熱療法（湿性ホットパック）の実際

- ハイドロコレーター内の温水は約80℃に設定する．
- 適応部位に応じた大きさのパックを取り出す．
- バスタオルを重ね，6〜8枚の層になるようにパックを包む(図1)．
- 適応部位に20分間置き，温める(図2はハムストリングス)．
- ホットパックを取り除き，ストレッチを行う．

□ 患者，選手の自覚に応じて，タオルの枚数を増減する．

図1 ホットパックの包み方（例）

ホットパックはバスタオルが6〜8層になるように包む．写真では，バスタオル3枚で二重に包んでいる．

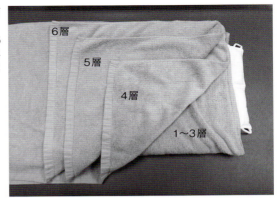

図2 ハムストリングスへのホットパック

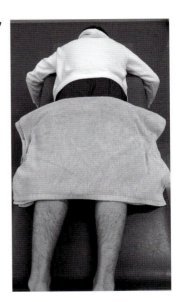

□ホットパックの大きさは頚部用，腰部用などさまざまなものが市販されており，部位によって使い分ける．

（坂口　顕）

3 関節拘縮，癒着などに対する物理療法

2) 関節包の短縮・癒着 ——超音波療法

A 超音波療法を用いるのは？

- 関節包由来の関節可動域制限
- 肩関節周囲炎，足関節，距骨下関節の可動域制限など
- 関節包のストレッチ前やストレッチと併用

☐ (評価)組織の硬さを評価する．評価する組織の走行，機能を考慮しながら，どの方向の動きが制限されているのかを評価する(図1)．
☐ 硬さを確認し，組織を特定する．組織の特定が必要である理由は，超音波を照射する部位の特定と，深さを考慮に入れる必要があるからである．
☐ 組織の深さを解剖学的に検討し，浅層にある組織であれば3MHzで照射し，深層にある組織であれば1MHzを用いて照射する．

B 超音波療法の実際

- カップリングメディアとして市販の超音波用ジェルを患部に塗る．
- 照射周波数1あるいは3MHz，照射強度$1.0W/cm^2$，照射率100％照射，照射時間10分に設定し，患部に超音波導子を当てる．
- 回転法を用いて，対象とする組織に対して照射する(図2)．
- 超音波導子は，できる限り押しつけて照射する．

☐ 超音波用ジェルに気泡が入ると，超音波の伝導率が低下するため，超音波用ジェルに気泡がないことを確認する．
☐ 患者が超音波による疼痛を訴える場合は，照射強度を下げて行う．そのために，オリエンテーション時には患者に，通常は何も感じないということ，疼痛があっ

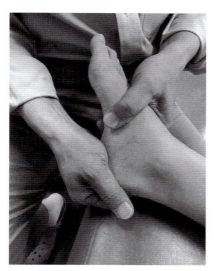 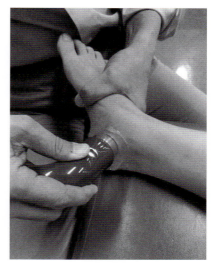

図1 三角靱帯の短縮による距骨下関節回内の制限の評価

図2 ターゲットの組織に対して，回転法にて超音波を照射する

た場合はすぐに訴えるように説明する．特に骨に近い部位に照射する場合は，骨膜刺激による疼痛が出現しやすいため注意を要する．

□照射が終了すれば，ストレッチなどの運動療法を行う．

（坂口　顕）

3 関節拘縮，癒着などに対する物理療法

3) 術創部の癒着
──超音波療法

A 超音波療法を用いるのは？

- 前十字靱帯再建術や関節置換術後などの術後創部
- 皮膚と皮下組織の動きが悪く，疼痛や関節可動域制限がある部位
- 組織のストレッチ前

☐ (評価)皮膚と皮下組織が癒着している場合は，皮膚を左右に動かしても，その部位だけが動かない(図1)．
☐ 炎症所見を確認し，炎症所見が強い場合には非温熱のパルス照射を行う(「基礎編」p77参照のこと)．
☐ 適度な圧迫を加えながら，超音波を照射する(図2)．

B 超音波療法の実際

- カップリングメディアとして市販の超音波用ジェルを患部に塗る．
- 照射周波数3MHz，照射強度1.0W/cm^2，照射率100％照射，照射時間10分に設定し，患部に超音波導子を当てる．
- 回転法を用いて，癒着部を中心に照射する．
- 超音波導子は，できる限り押しつけて照射する．

☐ 超音波用ジェルに気泡が入ると，超音波の伝導率が低下するため，超音波用ジェルに気泡がないことを確認する．
☐ 患者が超音波による疼痛を訴える場合は，照射強度を下げて行う．そのために，オリエンテーション時には患者に，通常は何も感じないということ，疼痛があった場合はすぐに訴えるように説明する．

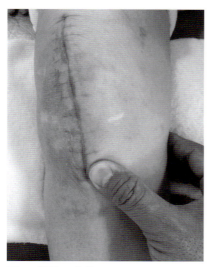 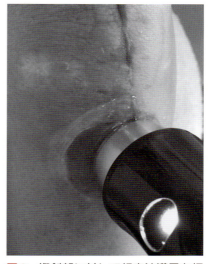

図1　術後の癒着
術創部で皮膚と皮下組織が癒着し，皮膚が動かない．

図2　術創部に対して超音波導子を押しつけながら回転法で行う

□照射が終了すれば，速やかに徒手的に組織を動かし，ストレッチなどの運動療法を行う．

□術創部から出血があるなど，創部が完全に閉じていない場合は感染のおそれがあるため，使用しない．

（坂口　顕）

3 関節拘縮，癒着などに対する物理療法

4) 腱の滑りの悪さ
――超音波療法

A 超音波療法を用いるのは？

- 腱の滑走が少なく，関節可動域制限の原因になっている場合
- 前脛骨筋腱による足関節底屈制限，指伸筋腱による手指屈曲制限など
- 腱のストレッチの前

□(評価)腱の滑りの悪さを評価する．評価にあたっては，筋・腱の走行を考慮し，最も伸張されるポジションで評価する．
□筋・腱の伸張は，起始や付着部を遠ざけるようにするが，ローテーションが入ることも考慮する(図1)．
□ターゲットとする腱が特定されれば滑りの悪さを確認し，超音波を照射する(図2)．
□照射に際しては，組織の深さを解剖学的に検討する．浅層にある組織なのか深層の組織なのかを考え，浅層であれば3MHzで照射し，深層をターゲットとする場合には1MHzを用いて照射する．

B 超音波療法の実際

- カップリングメディアとして市販の超音波用ジェルを患部に塗る．
- 照射周波数1あるいは3MHz，照射強度1.0W/cm^2，照射率100％照射，照射時間10分に設定し，患部に超音波導子を当てる．
- ストローク法を用いて，腱の走行に照射する．
- 可能であれば腱を伸張させる位置で行う．
- 超音波導子は，できる限り押しつけて照射する．

□超音波用ジェルに気泡が入ると，超音波の伝導率が低下するため，超音波用ジェ

図1 前脛骨筋腱が原因の底屈制限
前脛骨筋に原因があると底屈時に足部が内転する．

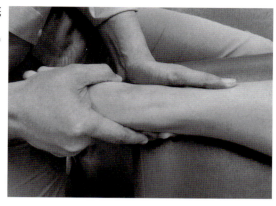

図2 前脛骨筋腱に対して超音波を照射する

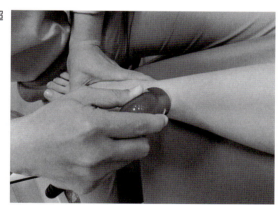

ルに気泡がないことを確認する．
☐ 患者が超音波療法による疼痛を訴える場合は，照射強度を下げて行う．そのために，オリエンテーション時には患者に，通常は何も感じないということ，疼痛があった場合はすぐに訴えるように説明する．
☐ 照射が終了すれば，ストレッチなどの運動療法を行う．

（坂口　顕）

5) 足底腱膜炎
——超音波療法

A 超音波療法を用いるのは？

- 足底腱膜炎による足底の疼痛
- 足底腱膜の硬さ由来のシンスプリントや下肢，足部痛など
- 足底腱膜のストレッチ前やストレッチ中

☐ (評価)足底腱膜の硬さを評価する．評価にあたっては，足部のアライメントの修正が必要となる．足趾を背屈しただけでは，足底腱膜の硬さに引っ張られ，中足骨頭が下方に落ち込む(図1a)．中足骨頭のアライメントを修正して足底腱膜の硬さを評価すると正確に評価できる(図1b)．
☐ 足底腱膜の硬さを確認し，超音波を照射する(図2)．
☐ 組織の深さを解剖学的に検討する．足底腱膜は比較的浅層にある組織であるが，足底腱膜よりも深層の組織も同時に硬くなっている場合がある．足底は脂肪組織が多いため，足底腱膜だけであれば3MHzで照射し，深層にある組織も同時にターゲットとする場合には1MHzを用いて照射する．

B 超音波療法の実際

- カップリングメディアとして市販の超音波用ジェルを患部に塗る．
- 照射周波数1あるいは3MHz，照射強度1.0W/cm^2，照射率100％照射，照射時間10分に設定し，患部に超音波導子を当てる．
- ストローク法を用いて，足底腱膜に対して照射する．
- 足部を正しいアライメントにし，足底腱膜を伸張させながら行う．
- 超音波導子は，できる限り押しつけて照射する．

図1 足底腱膜炎の評価
a：中足骨頭が下方に落ち込み，正確な評価ができない．
b：アライメントを修正し，正しい位置で評価している．

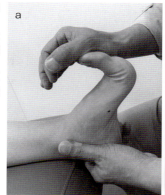
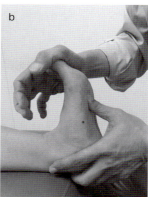

図2 足底腱膜への超音波照射

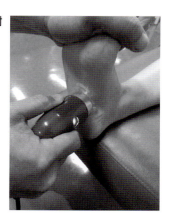

- □超音波用ジェルに気泡が入ると，超音波の伝導率が低下するため，超音波用ジェルに気泡がないことを確認する．
- □患者が超音波による疼痛を訴える場合は，照射強度を下げて行う．そのために，オリエンテーション時には患者に，通常は何も感じないということ，疼痛があった場合はすぐに訴えるように説明する．
- □照射が終了すれば，速やかに徒手的に足底腱膜やその深部の組織を動かし，ストレッチなどの運動療法を行う．

（坂口　顕）

4 全身の疲労回復

1) 交代浴

A 交代浴を用いるのは？

- 試合後，練習後の疲労回復
- 激しいトレーニングを行った後
- 通常のコンディショニング

□ 試合後，練習後の疲労回復に用いる（図1）．
□ 温浴による血管拡張と寒冷による血管収縮を交互に行い，血管にポンプ作用をもたらす．

B 交代浴の実際

【プール（風呂）を用意できる場合】
- 38〜42℃の温浴プール（風呂）と16〜18℃の冷浴プール（風呂）を用意する．
- 「基礎編」表1のプロトコール（p118参照）に沿って温浴→冷浴→温浴と交互に行う．
- 基本的に温浴で始まり温浴で終了する．

*　自宅の風呂場で行う場合，冷浴はシャワーを用い，12〜15℃の温度で10〜30秒の間，冷水を浴びる．

【シャワーのみ使用する場合】
- 40℃前後の温水シャワー1〜2分と，12〜15℃程度の冷水シャワー10〜30秒間のプロトコールで行う．

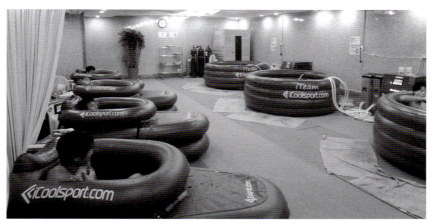

図1 交代浴
右側の丸いプールには38℃の温水，左側の1人用プールには冷水となっており，交代浴を行えるようになっている．

- 環境によって，入浴槽または，シャワーを利用する．
- 選手たちの環境によってやりやすい方法を提案することが大切である．
- 冷浴は，氷などを用いる必要はないが，何度も冷浴を繰り返すと水温が上がるため，適宜調節する．

（坂口　顕）

4 全身の疲労回復

2) 極低温浴

A 極低温浴を用いるのは？

- 試合後，練習後の疲労回復
- 通常のコンディショニング

☐ cryogenic chamber therapy や，whole body cryotherapy と呼ばれる，全身に対して液体窒素を噴霧することで−180℃前後の環境に3分間曝露するものである．もともとは関節リウマチの治療で行っていた全身寒冷曝露をコンディショニングのために応用したものである（図1）．

☐ アスリートへの効果として，クレアチンキナーゼ，乳酸脱水素酵素が減少し，抗炎症性のサイトカインが増加するということが報告されている[1]．

☐ −180℃前後という超低温曝露のため，寒冷の苦手な者に対しては不向きである．

B 極低温浴の実際

- 下着か水着のみ着用し，手足は分厚目の手袋，靴下で防護する．
- チャンバー内に入り，顔・頭部が外に出るように高さを設定する．
- スイッチを入れ液体窒素をチャンバー内に充填していく．
- 静止していると寒冷に耐えられないため，チャンバー内では足踏みをするなど身体を動かしてもよい．
- 3分間で終了する．

☐ 寒冷過敏症などによる発疹，発赤が出現しないか確認する（図2）．
☐ 特に手足には凍傷が起きやすいため，凍傷が起きていないかを確認する．
☐ 患者が我慢できなければ，無理せず終了する．

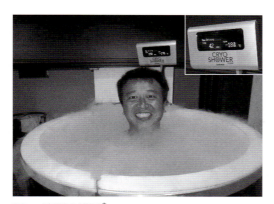
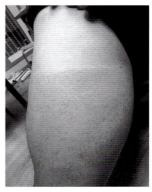

図1　実際の様子*
-184℃まで冷却されている.

図2　寒冷曝露による発疹,
発赤
(巻頭カラー参照)

□30分ほど経過すると,身体が暖かく感じられるようになり,軽くなる.その旨説明を行っておく.

* cryogenic chamber therapyの装置は,第17回アジア競技大会(2014年)で,マルチサポートハウス内に設置された.

● 文献
1) Banfi G, et al：Effects of whole-body cryotherapy on serum mediators of inflammation and serum muscle enzymes in athletes. J Therm Biol 34：55-59, 2009

〔坂口　顕〕

5 物理療法でこんなこともできる──応用編

1) 月経痛に対する物理療法

A 月経痛の分類

- 機能性
- 器質性
- 心因性

1. 機能性月経痛
- 初経後1〜2年経過してから起こる痙攣性，周期性の痛みで，月経初日および3日までの出血が多いときに強い．
- 経血や子宮内膜に含まれるプロスタグランジンによる子宮の過収縮が血流循環を阻害し，虚血性疼痛を生じさせる．
- 出産後は子宮頚管や血管が拡大し，血液循環が改善し月経痛が改善する例がある．

2. 器質性月経痛
- 子宮内膜症，子宮腺筋症，子宮筋腫，骨盤内炎症，性器の奇形などから起因．
- 月経前4〜5日から月経後まで続く持続性の鈍痛が多い．

3. 心因性月経痛
- 月経に対する不安，恐怖，緊張などが誘因で疼痛閾値を低下させ，増強させる．

B 月経痛をどう治療するか

- 非ステロイド性抗炎症薬
- 低用量ピル
- 漢方薬
- 鍼灸
- 心理療法
- 運動
- 手術療法

☐ 非ステロイド性抗炎症薬は，プロスタグランジンの産生を抑制し，疼痛軽減を得るものである．そのため，早期からの服薬が効果的である．
☐ 低用量ピルは子宮内膜生成を抑制し，プロスタグランジンの産生量を低下させる．ほとんどが健康保険適用外であり，わが国での普及率は低い．
☐ 腰仙骨部や腹部，下肢の経穴に対しての鍼灸は骨盤内臓器の血流改善に寄与するとされている．
☐ 若年者では月経に対する知識不足や不安により，疼痛閾値が低下するとされており，プラセボの有効率は35～40％に達する[1]．
☐ 運動により骨盤内の血流が改善，βエンドルフィンの放出が刺激され疼痛軽減につながるとされている．
☐ 手術療法は器質的疾患を有する場合などに考慮される．

C 月経痛に対する物理療法

- 温熱療法
- 経皮的神経電気刺激(transcutaneous electrical nerve stimulation：TENS)

☐ 温熱療法は，セルフケアとして行われており，下腹部・背部を暖めることで，疼痛軽減が得られたとの報告もある[2]．保温により骨盤内の血流を増加させ，疼痛軽減するとされている．
☐ 温熱に用いられる方法は，使い捨てカイロやバスタブへの入浴などである．
☐ 電気刺激療法では，高頻度のTENSは効果が認められるが，低頻度のTENSの効果についての検討は少ない．
☐ TENSは子宮運動には影響を与えず，疼痛軽減に寄与する(図1)[3]．

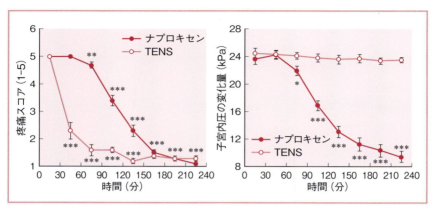

図1 ナプロキセンとTENSの違い
非ステロイド性抗炎症薬(NSAIDs)の一種であるナプロキセンと比較して，TENSでは子宮の活動に影響を与えることなく，疼痛スコアが減少している．
(文献3)より引用)

- □ 疼痛軽減の機序には，シナプス前抑制，内因性オピオイドの放出，心理的要因が関与する．
- □ TENSは月経痛のみならず，分娩時や妊娠中絶後の疼痛などといった産科・婦人科領域への疼痛軽減への有効性が示されている．

D 経皮的神経電気刺激の実際

- ● 子宮の関連痛出現領域に電極を貼付する．
- ● 周波数は変調させ，電流は感覚閾値以上の強度を使用する．

- □ 侵害刺激が入力される同髄節レベルに電気刺激による感覚刺激を入力することで，効果的な鎮痛が得られるとされる．
- □ 子宮底・体部感覚支配はT10-L1，子宮頸部感覚支配はS2-4と異なった神経支配を受けるとされている[4]．
- □ 周波数を変調することで，順応を抑制するだけでなく，多種の内因性オピオイドが放出され，持続的な鎮痛効果が期待できる．
- □ われわれの自験例では20歳代女性を対象とし，月経開始から最初に痛み出した

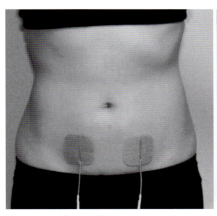 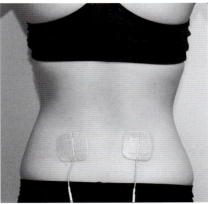

図2 TENSの実際
月経中で生理用品を着用しながらでも不快感なく使用できるT10-L1領域のみの電極貼付でも疼痛軽減は確認できた.

ときを基準とし,30分間TENSを施行した.何もしていないときと比較して有意な鎮痛効果が得られた(図2).
☐電流強度を急激に高くすると不快感を感じることもあるため,徐々に高くすることが望ましい.

● 文献
1) 山口肇ほか:思春期の月経困難症とその治療.産婦治療 79:523-526, 1999
2) 川瀬良美:月経随伴症状のセルフケア.産と婦 78:1377-1382, 2011
3) Milsom I, et al:A Comparative study of the effect of high-intensity transcutaneous nerve stimulation and oral naproxen on intrauterine pressure and menstrual pain in patients with primary dysmenorrhea. Am J Obstet Gynecol 170:123-129, 1994
4) 坂井建雄:解剖実習カラーテキスト,医学書院,東京, 266, 2013

(河﨑　愛)

5 物理療法でこんなこともできる——応用編

2) 筋・筋膜性疼痛に対する物理療法——超音波療法(固定法)

A 超音波療法(固定法)を用いるのは？

- 筋・筋膜性疼痛症候群で明らかなトリガーポイント[1]があり，自覚的な放散痛を有する場合

□ トリガーポイントとは，筋腹の痛覚過敏部位で，その部位の圧迫により特徴的な領域に痛みや異常感覚が発生する．
□ 自覚的な症状を伴う活性型トリガーポイントと，自覚的な症状を伴わない不活性型トリガーポイントがある．
□ トリガーポイントのある筋は短縮しており，その筋の伸張や収縮にて痛みが発生する．
□ トリガーポイントのある筋線維は硬くなっている．
□ 触診にて症状を引き起こしているトリガーポイントを確実に同定する．

B 超音波療法(固定法)の実際

- 触診にて症状を引き起こしているトリガーポイントを確実に同定する(図1)．この際，症状の再現ができるかどうかも確認する．
- 超音波用ジェルを超音波導子に塗布し，トリガーポイントに超音波導子を当てる．
- 皮膚と超音波導子の間に隙間のないようにする．
- トリガーポイントを有する筋により，超音波の周波数を3MHzまたは1MHzに設定し，出力は持続で1W/cm^{2}から開始する．
- 1回の治療は5分を目安とし，トリガーポイント部に超音波導子を固定して超

図1 トリガーポイントの同定
触診にてトリガーポイントを同定する．このとき，症状の再現ができるかどうかも確認する．

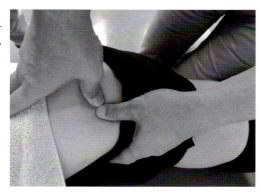

図2 超音波療法（固定法）の実際①
トリガーポイント部に超音波導子を固定する．出力$1W/cm^2$から始める．

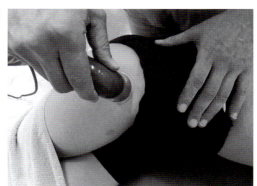

音波療法を行う（図2）．
- トリガーポイント部の痛み，関連領域への放散痛が強くなってきたら，いったん，超音波導子を動かし，この間に出力を少し下げる（図3）．
- 再度，トリガーポイント部で超音波導子を固定し，関連領域への放散痛が出るまで待つ．
- トリガーポイント部の痛み，関連領域への放散痛が強くなってきたら，いったん，超音波導子を動かし，この間に出力を少し下げる．この操作を繰り返し，我慢できる範囲で放散痛が出ている状態になったら，その出力で超音波療法を継続する．

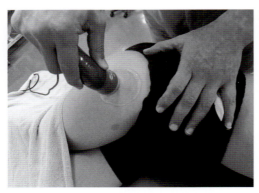

図3　超音波療法（固定法）の実際②
トリガーポイント部の痛み，関連領域への放散痛が我慢できないと患者が訴えたら，すぐに超音波導子を動かし，出力を落とす．

- □患部と超音波導子の間に隙間ができると，ピリピリした感じがすることがあるので，ジェルを用いて隙間のないようにする．
- □トリガーポイント部への超音波療法（固定法）では，トリガーポイント部での痛み，関連領域への放散痛が出現するので，治療実施前に患者に説明し，治療の同意を得ておく必要がある（インフォームドコンセント）．この放散痛は，鍼治療の「ひびき」に似ている．
- □この際，トリガーポイント部の痛み，関連領域への放散痛が我慢できなくなったら，すぐに治療者に伝えるよう指示しておく．
- □トリガーポイント部の痛み，関連領域への放散痛が我慢できないと患者が訴えたら，すぐに超音波導子を動かし，出力を落とす．痛みが軽減したら，再度，トリガーポイント部で超音波導子を固定する．
- □この操作を繰り返すことにより，出力は$0.3 \sim 0.5W/cm^2$程度まで落としても，我慢できる範囲の放散痛が感じられるようになる．
- □治療終了後には，トリガーポイントを有する筋をしっかりストレッチし，関節可動域最終域までの動きを筋でコントロールできるようにエクササイズを行う．

● 文献
1) Simons DG, et al：Myofascial pain and dysfunction：The trigger point manual, 2nd ed, Lippincott Williams & Wilkins, Philadelphia, 1998

（川口浩太郎）

5 物理療法でこんなこともできる──応用編

3) 急性腰痛に対する物理療法 ──神経筋電気刺激＋運動療法

A 神経筋電気刺激＋運動療法を用いるのは？

- 下肢神経症状を伴わない急性腰痛（いわゆる"ギックリ"腰）
- 分節的不安定性を伴う腰痛症

□ 急性腰痛の原因は，急性の腰椎椎間関節捻挫や筋・筋膜性腰痛といわれているが，強い痛みのために腰椎周囲にある多裂筋などの局所安定化筋が機能不全に陥った状態とも解釈できる．

□ そのため，随意的に筋を収縮させようとしてもできない状態にある．

□ 分節的不安定性を伴う腰痛症でも，分節的不安定性を呈する部位の局所安定化筋の機能不全が認められる．

□ 神経筋電気刺激などの電気刺激を用いて筋を収縮させ，それに合わせて運動を行うことで，随意的に脊柱の運動をコントロールできるようになり，体動時の痛みは激減する．

□ 痛みが軽減してくると，通電しなくても随意的に脊柱局所安定化筋群を収縮させて体幹の運動ができるようになるので，この状態を維持できるよう，徹底的にエクササイズを行う．

□ 下肢にしびれや筋力低下が認められる場合は，神経根症状を呈している可能性があるので，医療機関での診察を勧める．

B 神経筋電気刺激＋運動療法の実際

- 触診にて，体動時に最も痛みが強い部位を確認する．
- 一方の電極を仙腸関節中央付近に，もう一方の電極はできる限り離して脊柱の分節的不安定性を有する分節が電極と電極の間の中心にくるよう貼付する（図1）．

5 物理療法でこんなこともできる——応用編

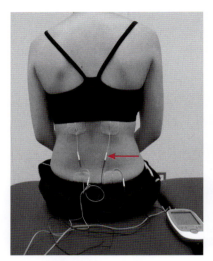

図1　電極の貼付
一方の電極を仙腸関節中央付近に，もう一方の電極はできる限り離して脊柱の分節的不安定性を有する分節が電極と電極の間の中心にくるよう貼付する．
矢印は分節的不安定性を呈する部位．

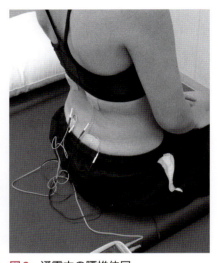

図2　通電中の腰椎伸展
通電して筋収縮が得られている間に自らも骨盤を前傾させ腰椎をしっかり伸展させるよう随意的な筋収縮も行う．

- 脊柱をはさんで左右対称になるよう二組の電極を貼付する．
- 周波数100～150Hz，パルス幅200～300μs，刺激時間10秒，休息時間10秒に設定し，刺激強度はしっかり筋収縮が起こる程度(強縮に近い程度)とする．
- 左右ともに同時に通電・休止するように設定する．
- 通電して筋収縮が得られている間に自らも骨盤を前傾させ腰椎をしっかり伸展させるよう随意的な筋収縮を行う(図2)．
- 腰椎伸展での痛みが軽減してきたら，通電して筋収縮が得られている間に体幹を屈曲し，脊柱起立筋の遠心性収縮で脊柱の動きをコントロールできるようにする(図3)．
- 通電中に痛みなく体幹の運動ができるようになったら，通電を中止し，脊柱局所安定化筋群を収縮させて意識的に体幹の屈曲・伸展運動を繰り返す．
- 坐位での体幹屈曲・伸展運動が痛みなくできるようになったら，立位で体幹

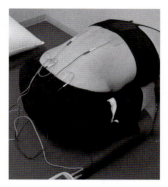 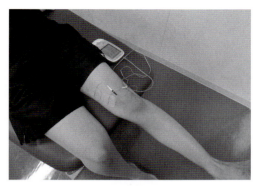

図3 通電中の体幹屈曲
通電して筋収縮が得られている間に体幹を屈曲し，脊柱起立筋の遠心性収縮で脊柱の動きをコントロールできるようにする．

図4 内側広筋に対する神経筋電気刺激＋運動療法
内側広筋に対して通電して筋収縮が得られている間に随意的にも膝関節を伸展し，内側広筋をしっかり収縮させる．

屈曲・伸展運動を行う．

- □ 極間を広く取ることで深部筋まで収縮させることができ，パルス幅を比較的大きくすることで十分な筋収縮が得やすくなる．
- □ 随意的な体幹屈曲・伸展運動中に痛みを感じたら，再度，通電しながら体幹の伸展運動を行い，次に屈曲運動を行う．
- □ 強縮に近い程度の筋収縮を電気刺激にて行うため，若干，通電による痛みを感じるが，随意的に強い筋収縮を行うことで通電による痛みは軽減する．
- □ 通電による痛みが我慢できない場合，無理して治療を継続しない．
- □ この方法で，痛みが軽減しない場合，痛みの原因は局所安定化筋の機能不全のほかにあると考えられるので，治療は中止し，再度，評価を行う．

＊ 神経筋電気刺激＋運動療法は，ギプス固定後や術後の筋萎縮，筋機能不全に対しても用いることができる．電気刺激で筋収縮を行いながら随意的にも筋を収縮させることで，筋萎縮や筋機能不全の改善を図ることができる（図4）．

（川口浩太郎）

基礎編

1 温熱療法

A 温熱療法とは

　広義の温熱療法とは,「生体に対して熱を加える」あるいは「生体から熱を奪う」治療法のことを指し, 寒冷療法も含まれる.

　しかし, 狭義の温熱療法は「全身または局所に温熱を加えることにより, 新陳代謝を促進し, 血行改善や患部治癒を促進させる治療法」をいい, 全身または局所的に寒冷を与える治療法である寒冷療法とは区別される.

　本章では, 温熱療法は狭義の温熱療法を指し, 寒冷療法と区別することとする.

B 熱移動方式

【ことばの整理】比熱(J/g/℃)

　比熱とは, ある一定の重量の物質を一定の度数上昇させるために必要なエネルギーのことである. 生体では, 組織によって比熱は異なる(図1).

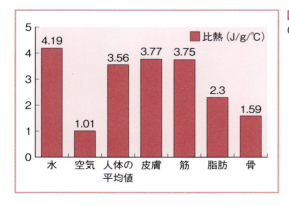

図1　水, 空気と人体各組織の比熱

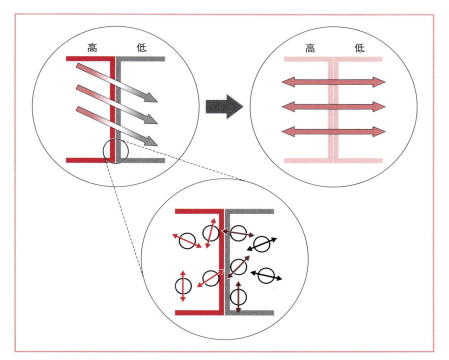

図2　熱伝導の模式図
熱は温度の高い方から低い方へ伝導する．動きの速い分子が遅い分子に衝突して，分子の速度を加速させることで熱を伝えている．

1. 伝導

　伝導とは，温度の異なる物質と物質が接触しており，その物質間で熱交換が行われることである．分子レベルでは，より温度の高い物質の分子は動きが速く，温度の低い物質の分子は動きが遅い．動きの速い分子が，動きの遅い分子に衝突して，分子の速度を加速させることで熱が伝導する（**図2**）．

　熱伝導の速さを決める因子は，「接触面積」，「熱伝導率」，「温度差」，「組織の厚さ」であり，「接触面積×熱伝導率×温度差÷組織の厚さ」で表される．すなわち，接触面積が広ければ熱伝導の総和が大きくなり，熱伝導率の高い物質の方が速く熱を移動させる．また温熱材や冷却材と身体との温度差が高ければ高いほど熱伝導速度は速くなる．そして，熱移動速度は組織の厚さに反比例するということがいえる．

　伝導熱を利用した温熱療法に，ホットパック，パラフィン浴がある．

a. 熱伝導率

　熱の伝わりやすさは物質により異なる．伝わりやすい物質を熱伝導率の高い物質といい，熱伝導率が低い物質は熱を伝えにくい．

　生体においては，組織によって熱伝導率が異なる．また，金属は熱を伝えやすい．たとえば，ベルトのバックルが直接肌に接した状態でホットパックなどを行うと，その部位に熱傷を起こす可能性があるため注意が必要である．

2. 対流

　流体において，熱せられた部分が上層に移動し，低温の部分が流れ込むことを繰り返している状態をいう．これによって熱移動が生じるものを対流伝導という．通常の伝導では，接触している部分が固定されているのに対し，対流では常に新しい物質が循環してくるため，伝導に比べて熱移動は速い．

3. 変換

　極超短波（マイクロ波）や超短波，超音波などのエネルギーが，生体内の分子の動きを加速あるいは振動させることで熱を発生させるものをいう．エネルギーが生体内で熱に変換されることからエネルギー変換熱という．

　エネルギー変換熱を利用したものには，超短波療法，極超短波療法（マイクロ波療法），超音波療法がある．

4. 放射

　熱をもつ物体から放出される電磁波（熱）が，空中（真空中においても）や媒質中を介して対象物に吸収され，対象物に熱が伝わる様式のことである．

　たとえば，太陽からの熱は，直接触れていなくても伝わる．これは太陽から放出されるさまざまな電磁波（熱）が，ヒトに吸収されるためである．放射熱を利用したものには，赤外線療法がある．

5. 蒸発

　液体に熱エネルギーが加わると気体に変化する．たとえば，汗はヒトの体温から熱を奪って気化することで体温調節の一端を担っている．

　頸髄損傷者が参加するスポーツなどでは，自律神経が上手く働かず，発汗ができ

ないため，熱が体内にこもりやすく，熱中症症状が出現する．そのため，汗の代わりに霧吹きでミストシャワーを吹きつけ代替する．

C 温熱が生体に及ぼす影響

1. 循環に対する影響

温熱の施行は，皮膚温度受容器を興奮させ，反射性や血管作動性のメディエーターの影響で，血管を拡張させ，血流量を増加させる．

2. 代謝に対する影響

温熱の施行は，酵素反応や生体内の化学反応速度を速めるため，組織の代謝が促進する．組織温度が1℃上昇すると代謝が13％亢進する（ファント・ホッフの法則）．

3. 神経系に対する影響

組織温度の上昇は，神経伝達速度を上昇させる．

また，温熱は神経の発火頻度にも変化をもたらす．その変化は神経線維により異なり，Ⅰb線維の発火率は上昇する．逆にγ運動ニューロンの発火率は下降するため，この2つの結果としてα運動ニューロンの発火率は減少する．したがって，温熱の施行が筋緊張の低下をもたらす．

4. 疼痛に対する影響

温熱は，局所の痛覚閾値を上昇させる．即時的な機序としては，温熱刺激による脊髄でのシナプス前抑制である．また，前述の筋緊張低下や，血流量増加による局所の循環改善も疼痛軽減に寄与している．

5. 組織伸張性の上昇

物質は，温度が上昇すると柔軟性が向上する．同様にコラーゲン組織は組織温度が上昇すると伸張性が上昇することが知られている．したがって，組織に対するストレッチを施行する前に温熱療法を施行することで，より組織を伸張することができる．

D 禁忌と注意事項

【禁忌】
- あらゆる疾患の急性期，炎症症状の強いとき
- 出血傾向の強いもの
- 知覚鈍麻
- 皮膚疾患および感染部位
- 血管障害起因の循環不全
- 急激な血流増に伴い，組織破壊，組織壊疽，熱傷の危険性がある
- 自律神経疾患
- 悪性腫瘍

【注意事項】
- 妊婦
- 循環不良
- 体温調節不良
- 浮腫
- 心不全
- 金属のある領域
- 開放創上
- 局所性刺激剤を使用した領域（温湿布など）

(坂口　顕)

2 寒冷療法

A 寒冷療法とは

　寒冷療法とは，狭義の温熱療法とは反対に「生体から熱を奪い冷却する」ものである．最も多い使用目的は，炎症期における冷却であり，この時期に施行される処置は，安静（rest），冷却（ice），圧迫（compression），挙上（elevation）の頭文字を取ってRICE処置という．

　冷却方法は，氷をビニール袋やアイスバッグ（氷嚢）に詰めて用いるものや，コールドパック，アイスバス，クリッカー，冷却スプレー，寒冷圧迫装置など，さまざまである．

B 寒冷療法が生体に及ぼす影響

1. 循環に与える影響

　寒冷療法を施行すると，皮膚温度受容器を興奮させ，反射性や血管作動性のメディエーターの影響で，血管を収縮させ，血流量を減少させる．また血液粘度が上昇し，酸化ヘモグロビン解離速度を遅延させる*．

* 寒冷療法を行った際に，その部位が赤くなるのは，酸化ヘモグロビンが集積するからである．乱調反応と説明されているテキストを散見するが，乱調反応は室温など，限られた条件でしか生じないことが明らかになっている．

2. 組織代謝に与える影響

　組織温度が1℃下がると，代謝が13％低下する（ファント・ホッフの法則）．
　組織の代謝速度が下がるということは，必要とするエネルギーや酸素が少なくてすむということである．これは組織損傷後，血流低下などによる損傷周囲組織の二次的損傷の防止に役立つ．

3. 神経伝導速度に与える影響

　組織温度の低下は，神経伝導速度の低下をもたらす．しかしながら，太い有髄神経や無髄神経に対してはその反応は少なく，細い有髄神経が特に影響を受ける．特に影響を与える神経線維は2種類で，一次痛を伝えるAδ求心性ニューロンと，γ運動ニューロンである．したがって，寒冷療法の施行により，疼痛軽減と筋緊張の低下が期待される．

4. 疼痛に与える影響

　上述のように，Aδ求心性ニューロンの伝導速度低下は疼痛に影響するが，特に組織損傷後の急性期には冷却による疼痛軽減が必要である．

　組織が損傷すると炎症反応が生じる．この炎症反応の過程で放出されるブラジキニンは強力な疼痛物質であると同時に，濃度の上昇がさらに疼痛閾値の下降へ導く．

　通常，43℃以上の温度に対しては，侵害刺激として受容するため疼痛として認識される．しかしながら，組織のブラジキニン濃度が上昇すると，侵害刺激として受容する温度は徐々に低下していき，32℃程度の温度であっても侵害刺激として受け取ることが知られている(図1)．つまり，ヒトの体温である36～37℃でも疼痛として認識することになる．疼痛の持続は，痛覚過敏を引き起こす原因となる．

　これを遮断するためにも，組織損傷後の急性期に，冷却によって組織温度を低下させることは重要なことである．

5. その他

　急激な寒冷刺激は，筋活動を促通する．収縮させたい筋に対して，短時間で急激な寒冷刺激を行うことがある．

C 急性損傷（炎症期）の適応の根拠

①血管収縮により，血流を低下させることで，毛細血管からの出血を抑制し，血腫の形成を抑える．
②炎症性メディエータの活性を抑制，血液の粘性が上昇し，血管透過性が亢進して腫脹が増大することを抑制する．
③疼痛を軽減するとともに，組織温度の上昇を抑える．

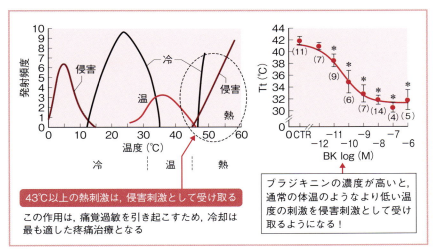

図1　炎症による痛覚過敏
組織内ブラジキニン濃度が上昇すると，32℃前後の温度を侵害刺激として受容するようになる．つまり体温で疼痛を引き起こす状態となる．
（文献1, 2)から引用）

④代謝を抑制し，周辺組織の二次的損傷を防止する．

＊使用上の注意：長時間の寒冷曝露，低温過ぎる寒冷刺激では凍傷を引き起こす原因となる．一般的には10～20分間にとどめるべきである．

D 禁忌と注意事項

【禁忌】
- 心疾患，呼吸器疾患患者
- 寒冷過敏症
- 寒冷不耐症
- レイノー病，レイノー現象
- 循環不全，末梢血管障害のある部位
- 寒冷ヘモグロビン尿症

- 再生中の末梢神経の上

【注意事項】
- 表在性の主要神経の上
- 開放創の上
- 高血圧患者
- 感覚低下あるいは精神機能低下など，不快感などを訴えられない患者
- 乳幼児，超高齢者

●文献
1) Sugiura T, et al：Bradykinin lowers the threshold temperature for heat activation of vanilloid receptor 1. J Neurophysiol 88：544-548, 2002
2) 坂口顕：創傷に対する電気刺激．最新物理療法の臨床適応，庄本康治編，文光堂，東京，174-189，2012

（坂口　顕）

3 超音波療法

A 超音波療法とは

　ヒトの可聴範囲は16〜20,000Hzといわれている．この周波数を超える音を超音波と呼ぶ．したがって，超音波はヒトには聴こえない．

　理学療法領域で用いる超音波の周波数はさらに高く，1〜3MHzといった周波数が用いられる．

　歴史的には，漁船の魚群探知機として利用されていたときに，海水の温度が高くなっていたことから，超音波は温熱効果があることが知られた．その温熱効果を医療用に転用することが考案され，深部温熱効果を発揮する物理療法として用いられた．

　さらに，超音波による縦波が，生体内で微細な振動を起こすことによる効果が認められ，温熱効果以外を「非温熱効果」としてさまざまな病態に用いられている．現在では，低出力で用いることによって骨折治癒促進効果や，歯科領域で用いられている．

B 超音波の特性

1. 超音波発生原理（逆ピエゾ効果）

a. ピエゾ効果

　石英などの結晶に対して，「圧縮」，「非圧縮」を繰り返すと電流が生じる．これをピエゾ効果という（図1a）．

b. 逆ピエゾ効果

　ピエゾ効果とは反対に，石英などの結晶に対して電流を流すと，「圧縮」，「非圧縮」を繰り返す．1秒間に1MHzの電流を流すと，1MHzの振動を作ることができる．超音波装置の導子は，この逆ピエゾ効果により，振動，つまり超音波を発生させている（図1b）．

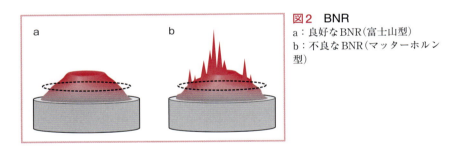

図1 ピエゾ効果(a)および逆ピエゾ効果(b)

図2 BNR
a：良好なBNR（富士山型）
b：不良なBNR（マッターホルン型）

2. BNRとERA

a. BNR

　逆ピエゾ効果によって発生した超音波は，均一に照射されるのが理想的である．しかしながら，発生原理の特性上，超音波導子上にすべて均一に起こるわけではない．超音波導子上の平均強度に対する最大強度の割合を，ビーム不均等率（beam non-uniformity ratio：BNR）といい，その割合が小さいほど良好なBNRであるといえる．一般的には平均強度：最大強度が1：5以下であるものを良好なBNRという（**図2**）．

　BNRの簡便な確認方法は，超音波導子の周りにセロハンテープを一周巻き土手を作る．その中に水を入れ，超音波を照射すると，振動によって水が動く．この形

図3 BNRの確認方法
a：超音波導子の周囲をテープで囲う．
b：水を入れ，超音波を照射すると，照射している部分の水が動き出す（写真はわかりやすいように着色水を使用している）．
（巻頭カラー参照）

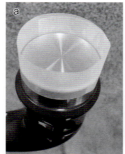
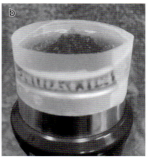

図4 ERA
a：導子全域から超音波が照射されている良好なERA
b：導子に対する照射面積が小さい不良なERA

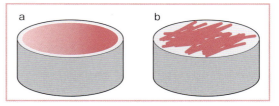

がなだらかな山型（富士山型）を呈した場合，その導子は良好なBNRである．一方，1ヵ所だけが突き出ている山型（マッターホルン型）を呈する場合は，不良なBNRだといえる．たとえば，BNRが1：9であった場合，$1W/cm^2$の強度で照射したとすれば，1ヵ所だけ$9W/cm^2$の強度で照射されることとなる．このような不必要に高強度の超音波照射は，不安定なキャビテーション（p78参照）を起こし，組織を破壊するおそれがある．したがって，超音波療法を行うにあたっては，週に1回から1ヵ月に1回くらいの頻度でBNRをチェックしておきたい（図3）．

b. ERA

超音波は導子すべての面から照射されているのではない．超音波導子の面積に対する照射面積の割合のことを有効照射面積（effective radiating area：ERA）という（図4）．ERAの低い導子を用いると，実際に照射されているエネルギー量が小さいため，十分な効果が得られない．

3. 反射と吸収（深達度，収束性）

超音波エネルギーは，組織に吸収される．その吸収される量により，作用や反応

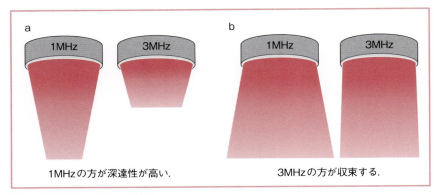

図5　深達性(a)と収束性(b)

が異なる．表層から超音波エネルギーを照射した場合，そのエネルギーは組織に吸収されるため，深層ほど到達するエネルギー量は減少する．

　深達性は，超音波の周波数に反比例し，理学療法場面で用いる周波数帯であれば，1MHzの方が3MHzよりも深達性が高い．

　収束性は，低い周波数よりも，高い周波数の方が収束する性質をもつ(図5)．

　超音波は空気中を伝播しにくいため，治療にあたっては，生体との間に「カップリングメディア」という媒介物を必要とする．水は超音波の吸収率がきわめて低いため，カップリングメディアとして適している．しかしながら水中で行う「水中法」は，水をためて用いるため，簡便ではない．そこで，超音波の吸収率を水に近づけたジェル上のカップリングメディアが汎用されている．

4. 深部温熱効果

　超音波の温熱作用は，振動という機械的エネルギーが物質に吸収されることで熱エネルギーに変換される「エネルギー変換熱」の一つである．超音波エネルギーの吸収率は組織におけるコラーゲンの含有量に比例する．つまり，コラーゲン含有量が多い組織に温熱効果がより発揮される．

　また，超音波による温熱作用は，物理療法の中で最も深達性が高い．その深達性は，周波数に反比例する．1MHzでの照射は約5cmの深さの組織まで温熱効果を発揮する．3MHzでは約1.5cmの深さの組織まで温熱することができる．

　これはDraperらの研究によって裏づけられているが[1]，この実験ではERAの2

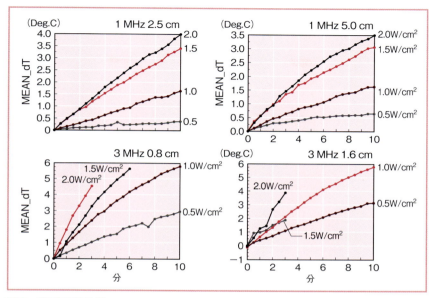

図6 深部温熱効果
(文献1)から抜粋)

倍の面積を10分間照射するという条件で行われている．したがって，深部温熱をねらった治療をする場合は，ERAの2倍の面積を10分間という設定を標準として，治療対象や組織の深さを考慮して治療パラメータの設定を行う(図6)．

5. 非温熱効果

電磁波が横波であるのに対して，音は縦波である．大音量で鳴っているスピーカーは大きく震えて振動していることがよくわかると思う(図7)．スピーカーに手を当てると，振動によって動いているのは前後方向のみである．音はこのような縦波によって発生するため，そのエネルギーは組織の圧縮と拡張を繰り返す．これが超音波のもう1つの効果である非温熱効果の原理である．

a. 放射圧

圧縮されたときには組織は押しつぶされるように変化し，次の拡張時にはひろげられる．つまり，超音波を照射された部位は，その振動に合わせて細かく変形を繰り返す(放射圧)．

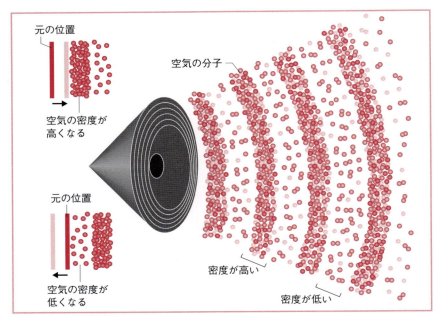

図7 縦波による圧縮と拡散の繰り返し

b. キャビテーション

　超音波による圧縮と拡張は，血管や組織内の気泡を変形させる（キャビテーション）．不良なBNRの導子による治療は，このキャビテーションを不安定にさせ，気泡を破裂させる．これにより蛋白質分解，DNAの破壊，活性酸素の放出などにより，身体にダメージを与える．

c. マイクロマッサージ効果

　超音波によるこのような小さな動きは，細胞内外の物質を移動させることで微細なマッサージ効果を示す（マイクロマッサージ効果）．

　このように，超音波の照射は，生体内で物質の移動を促す効果がある．これを温熱効果以外の効果として「非温熱効果」と呼ぶ．

　この非温熱効果による機械的刺激は，石灰沈着性腱板炎の石灰沈着を消失させる効果や，腫脹の軽減などの効果を発揮する．

C 一般的な超音波療法の使用方法

理学療法領域で用いる超音波療法の一般的なパラメータは，以下の項目の組み合わせによる．

1. 強度（W/cm^2）

強度は，多くの機器では0.1〜2.0W/cm^{2}で用いる．1.0W/cm^{2}を超え，徐々に強度を上げていくと，骨膜刺激によるとされる激しい疼痛が出現するため注意を要する．

2. 周波数（MHz）

多くの機器では1MHzと3MHzのどちらか一方のみか，選択できるようになっている．標的とする組織の深さによって変更する．前述のように，より深部の組織を標的とする場合は，1MHzを用いる．標的とする組織を特定していく「評価技術」と，その組織の解剖学的部位についての知識が必要となる．

3. 照射率（%）

照射率は，深部温熱効果をねらう場合は100％で照射する．急性期の腫脹軽減や疼痛緩和を目的とする場合は，10〜50％の間欠的なパルス照射を用いる．

4. 導子の移動

超音波を照射するときには，1点にエネルギーが集中しないように，導子を移動させて用いるのが一般的である．移動の方法には，照射部位を行き来する「ストローク法」と，回転させる「回転法」がある．どちらにしても，導子を身体に密着させることが重要であり，導子の表面が身体から浮いていると，超音波は身体に伝わらず，思ったような効果が得られない．

また，「実践編」（p56）にもあるように，トリガーポイントに対する「固定法」もあるが，超音波療法を熟知したセラピストによって行われるべきである．さらに疼痛を伴うため，患者との関係性やコミュニケーションを十分に取って行うべきである．

D 生理的作用

- 温熱効果：一般的な温熱効果と同様の効果が認められる．前述のように超音波療法は，物理療法手段の中で最も深達性のある温熱であることから，深部組織をねらった温熱効果を期待できる．
- 疼痛軽減
- 創傷治癒促進
- 腱靱帯損傷
- 石灰沈着の再吸収
- 組織循環動態の改善
- 局所の浮腫の改善
- 骨折治癒促進（低出力）

E 禁忌と注意事項

【禁忌】
- 妊婦：妊娠した子宮への適応はなく，胎児への影響に関するデータがない．
- 悪性腫瘍の転移：循環増加により，腫瘍の増大，転移の可能性がある．
- 静脈または動脈血栓症，血栓性静脈炎の範囲：血流増加により塞栓の遊離を引き起こす．
- 人工ペースメーカー：超音波との干渉を起こす危険性がある．
- 眼球：眼房水のキャビテーションが不可逆的な障害を引き起こす．
- 放射線治療部位：細胞破壊という観点から，他の組織に有害な転移を広げる可能性がある．
- 血友病患者：細胞破壊という観点から，出血性疾患患者には適応されない．
- 感染症：細胞，組織破壊，菌の拡散，全身的にも健全性を損なう可能性がある．
- 椎弓切除部分：超音波が脊髄に達する（中枢神経系への照射は禁忌）．
- 心臓疾患患者：照射部位によっては心拍数が変動する可能性がある．

【注意事項】
- 急性炎症：連続波による温熱は，炎症症状を悪化させる．

- 骨端線：強出力での照射（3.0W/cm^2）では骨端線を損傷するといわれている．しかしながら，これについては論争があり，低出力では疼痛が起こらない限り安全であるという報告もある．したがって，成長中の骨端線には高用量の超音波療法を適用しない．
- 骨折：現在では，骨折治療に対して低出力の超音波療法の効果が認められているが，高出力の照射は，骨折の治癒を遅らせる危険性がある．
- 超音波は，組織の境界線において反射しやすい．それによりホットスポットが発生し，局所の疼痛を生じやすい．

● 文献
1) Draper DO, et al：Rate of temperature increase in human muscle during 1MHz and 3MHz continuous ultrasound. J Orthop Sports Phys Ther 22：142-150, 1995

（坂口　顕）

4 電気刺激療法：総論

A 電気刺激療法とは

　広義では電気エネルギーを用いる治療法を指すが，狭義ではマイクロ波や超短波といった，温熱を目的とした高周波治療は除かれる．つまり，電気エネルギーを用いることで神経線維あるいは細胞の膜電位を刺激する治療法のことを指す．

　電気刺激療法の歴史は古く，紀元前の時代にシビレエイという発電細胞を有するエイに身体を近づけることで疼痛治療を行ったという記録がある．ヒトは経験的に電気刺激が疼痛軽減に効果があることを知っていたということであるが，近代では疼痛治療のみならず，神経筋を刺激することで筋機能を改善させ，浮腫の軽減，あるいは創傷治癒促進など，症状に応じたさまざまな電気刺激方法がある．

B 電気刺激療法の基礎

1. 電気刺激のパラメータ

①**刺激強度**：電気刺激を行う量あるいは強度のことであり，ミリアンペア（mA），ミリボルト（mV）で表される（図1）．

②**刺激時間**：1回の電気刺激を行う時間のことで，マイクロ秒（μs），ミリ秒（ms）という単位で表される．パルス波の場合は「パルス持続時間」，「パルス幅」という表現もされる場合がある（図2）．

③**刺激頻度**：1秒間に行う電気刺激の頻度のことで，周波数とも呼ばれる．ヘルツ（Hz），ピーピーエス（pulse per second：pps）で表される．疼痛軽減を目的に電気刺激療法を行う場合であれば，周波数によって放出される内因性オピオイド物質の種類が異なるなど，周波数は電気刺激を行うにあたって，非常に重要なパラメータである．また，筋収縮を目的に電気刺激療法を行う場合，低い周波数では，刺激1回ごとに筋収縮が生じる．これを「単収縮」という．周波数を徐々に上げていくと，1回ずつ収縮は生じるものの，完全には戻らないという「不

図1　刺激強度

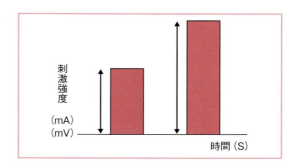

図2　刺激時間（パルス持続時間）

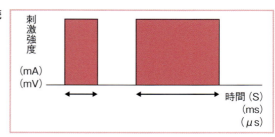

図3　さまざまな波形
a：矩形波，b：三角波，c：ツインピークパルス波．

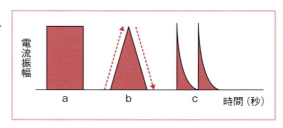

完全強縮」という状態になる．ここからさらに周波数を上げると，1回ずつは反応しない「完全強縮」という状態になる．ヒトにおける生理的な筋収縮は，強縮によって起こっている．

　神経筋の興奮は，全か無かの法則に従って，閾値を超える刺激が入ると興奮するが，その反応の強さは，刺激の頻度に比例する．つまり，筋収縮レベルで刺激した場合は，周波数が大きいほど，強い筋収縮が生じる．

④**刺激する波形**：刺激の立ち上がり変化や立ち下がり変化のことで，「矩形波（**図3a**）」，「三角波（**図3b**）」や，高電圧パルス電気刺激などで用いられる「ツイン

ピークパルス波(図3c)」などがある．ほかにも「正弦波」など，さまざまな波形が存在する．交流電流では，波形がプラスとマイナスに描かれる．波形で囲まれた面積は，生体に与えられる電気エネルギー量である．

⑤**刺激間隔**：何秒間，電気刺激を行い何秒間休止するのかという，刺激時間と休止時間の割合のことである(on/off時間)．一般的に，電気刺激を用いて筋収縮を生じさせる場合，on/off時間は1：2〜5の休止時間を設定する．

⑥**極性**：陽極(＋)で刺激するのか，陰極(－)で刺激するのか，それとも周期的に変化させるのかということは，病態に合わせて使用することが勧められる．

　たとえば，同じ刺激量で神経筋電気刺激を行う場合，陰極で刺激した方が，陽極刺激を行うよりも速やかに脱分極が起こるため，陰極刺激の方が刺激感も少なく，筋収縮を起こすことができる．

　また，陽極と陰極がつり合った二相性の波形で刺激した場合は，組織内に荷電を残さない．生体内に電気エネルギーが残らないということは，電気熱傷などのリスクを回避できる．そのため，ほとんどの電気刺激は二相性の波形を用いている．

⑦**電極**：電極は，生体に電流を流すための唯一の接点である．通常，2つ以上の電極が用いられ，その電極間を電流が通る．電極にはさまざまな形態や配置があり，スポンジに水分を含ませ用いるスポンジ電極や，自着性のある電極などがある．これらの電極に汚れがあると，汚れが抵抗となり熱を発し，熱傷の原因になるため，スポンジ電極はこまめに洗浄し，自着性電極は汚れた場合には交換する．

　電極の名称や配置の詳細を以下に示す．

a. 単極法と双極法

　前述のように，生体内に電流を流すためには，2つ以上の電極が必要である．電流を流すための導子には，刺激を行うための関導子と電流の通り道として用いる不関導子を利用する単極法と，どちらもが刺激を行う双極法の2つがある(図4)．

- **単極法**：関導子は，刺激を行うための導子であり，任意の部位に対してピンポイントに使用できるメリットがある．近年では，プローブ導子側で強度設定ができるものや，超音波導子が関導子となり，超音波療法と電気刺激療法を同時に行うことのできるコンビネーション刺激装置が市販されている．単極法では，一般的に関導子の3倍以上の面積の不関導子を用いる．

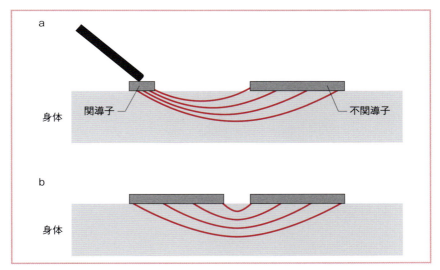

図4 単極法(a)と双極法(b)
単極法では，関導子の電流密度が高く，部位を限局して治療が行える．

- 双極法：双極法は，2つの導子の面積がほとんど同じものを用いる．どちらの電極も，電極下の電流密度が同じとなるため，どちらも刺激電極となる．メリットとしては，電極を配置したままにできることである．

b. 電極の位置

- 電極を用いる位置は，ねらいとしている治療目的によって異なる．疼痛抑制に用いるのであれば，疼痛を生じている組織が何なのかを把握することが大切である．
- 筋収縮を目的とする場合は，「モーターポイント」に対して刺激を行うことで，効率良く筋収縮を生じさせることができる．モーターポイントの位置は，筋腹の近位1/3〜1/2の間に存在する（図5）．

c. 電極の距離と深さ

2つの電極間では，**図6a**のように電流が通る．電極間の距離が離れると，**図6b**のように深部を電流が通るようになる．前腕伸筋群をターゲットに筋収縮を起こす場合，電極の位置が遠ければ屈筋群に対しても刺激が入り，伸筋・屈筋双方に筋収縮が生じることとなる．深部組織をターゲットに治療したい場合は，電極を離すこ

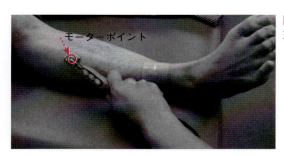

図5 モーターポイントへの刺激

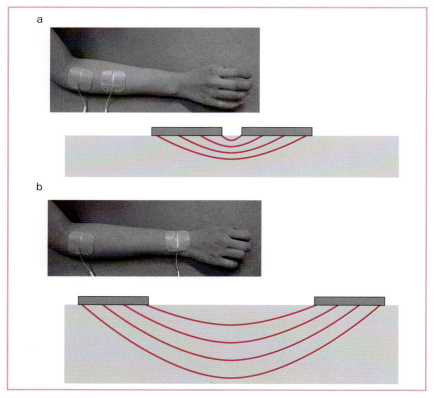

図6 電極の距離
a：浅層にのみ電流が通るため，伸筋群のみが収縮する．
b：深部に電流が通り，屈筋群が同時に収縮する．

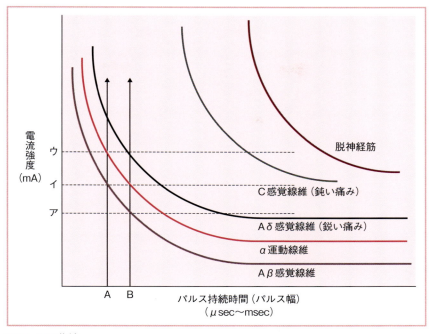

図7 SD曲線

とでこの性質を利用することができる．

2. SD曲線

強さ―時間曲線(strength-duration cave：SD曲線)を図7に示す．電気刺激を扱う者が，SD曲線を理解していないと応用が利かない．

縦軸は刺激強度，横軸は刺激時間である．各神経線維が興奮する点をつないだものである．刺激時間をBで一定とした場合，強度を上げていくとAβ感覚線維が刺激され興奮する．Aβ感覚線維は，触覚を伝導する求心性線維であり，興奮するとピリピリした感覚が生じる．

さらに強度を上げていくと，次に筋収縮がピクピクと起こる．これはα運動線維が興奮したことによる筋収縮である．

この後，さらに強度を上げていくと，筋収縮が強くなるとともに，鋭い痛みを感

じるようになる．これはＡδ感覚線維が興奮したことによる疼痛である．Ａβ感覚線維が興奮するまでの強度を感覚閾値以下，Ａβ感覚線維が興奮し，筋収縮が生じるまでの強度を感覚レベルの強度，そしてそれ以上を筋収縮レベルの強度という．

また，各神経が興奮するのに必要な強度は，刺激時間によって変化する．図中の刺激時間がＡのとき，Ａβ感覚線維を興奮させるのに必要な強度はイで，α運動線維を興奮させるのであればウとなる．ここで，パルス持続時間をＡからＢに長くすると，Ａβ感覚線維の興奮は，アの強度で生じ，α運動線維であればイの強度で筋収縮が生じる．

3. 順応と変調

たとえば腕時計を装着した際には「腕時計の触覚刺激」があるが，次第に腕時計をしているかどうかは刺激として感知しなくなる．電気刺激も同様であり，同じ設定のパラメータで電気刺激を行うと，徐々に反応が起こりにくくなる．これを順応という．

順応は，同じ刺激が長時間続くと起こることから，各パラメータの設定を変更することで防ぐことができる．これを変調という．変調は，「強度の変調」，「周波数の変調」，「刺激時間の変調」などがあり，機器によってマニュアルで設定できるものから，すでにプログラミングされているものまでさまざまである（図8）．

C 電気刺激療法が生体に及ぼす影響

電気刺激は以下のような効果を示すことが知られている．それぞれの詳細については，電気刺激療法の各項目で示す．

- 疼痛軽減
- 筋機能改善
- 創傷治癒促進
- 浮腫・腫脹改善
- 薬剤浸透性増加

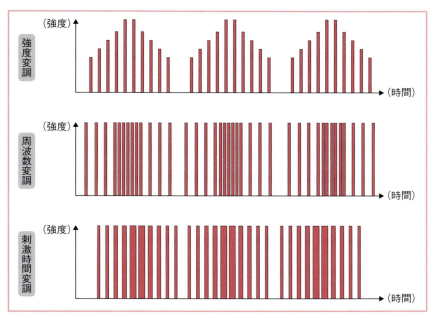

図8 変調

D 電気刺激療法の種類

電気刺激は,電気刺激を用いて治療を行う治療的電気刺激(therapeutic electrical stimulation：TES)と,機能の代償として用いる機能的電気刺激(functional electrical stimulation：FES)の2つに分類される.FESについては本書では割愛する.TESにおいてもさまざまな刺激方法が存在し用いられる.

それぞれの詳細については,各項目を参照のこと.
- 経皮的神経電気刺激(transcutaneous electrical nerve stimulation：TENS)→p91
- 干渉波電流療法(interferential current：IFC)→p91
- 神経筋電気刺激(neuromuscular electrical stimulation：NMES)→p99
- 高電圧パルス電流刺激(high voltage pulse current：HVPC)→p99
- 微弱電流刺激(microcurrent electrical stimulation：MES)→p108

- その他(イオントフォレーシス，ロシアンカレントなど)

E 禁忌と注意事項

　電気刺激療法に共通する禁忌と注意事項を示す．

【禁忌】
- デマンド型心臓ペースメーカーまたは不整脈：心拍を変えるおそれがある．
- 頸動脈洞上の電極配置：血圧低下を引き起こす可能性がある(意識消失の可能性がある)．
- 静脈または動脈血栓症，血栓性静脈炎の範囲：血流増加により塞栓の遊離を引き起こす．
- 妊婦の骨盤，腹部，体幹，腰背部：胎児や妊娠子宮への影響が明らかでない(ただし，欧米では，陣痛時の鎮痛に電気刺激を使用しており，安定期での使用には問題ないと考えられる)．

【電気刺激療法の注意事項】
- 心疾患：心拍を変えるおそれがある．
- 精神機能障害，感覚障害のある部位への刺激：自ら訴えることができないため，セラピストによる安全性の確認を行うこと．
- 悪性腫瘍：明らかな報告はないが，電流が組織の成長を促進するといわれている．
- 皮膚の過敏症または開放創の領域：感染を引き起こす可能性があるため，感染予防の方策をとることが重要である．創を治療することを目的とした場合であっても，感染に対する配慮は常に必要である．

【電気刺激療法を行う際の配慮】
- 電気熱傷：皮膚インピーダンス(抵抗)が高くなると熱傷を起こしやすい．
- 電極に対する皮膚反応：電極に対してアレルギー反応を起こす患者もいる．
- 疼痛：電気刺激によって疼痛を訴える患者が存在する．また，電気刺激に対して嫌悪感をもっている患者がいることを忘れないように！

(坂口　顕)

5 疼痛に対する電気刺激療法：TENS・IFC

A TENSとは

　総論でも述べた通り，ヒトは紀元前の時代から，シビレエイなど発電細胞を有する生物に身体を近づけることで疼痛が緩和されることを経験的に知っていた．

　時を経て，治療用に電気刺激装置が開発されるようになると，さまざまなパラメータを出力できる機器が登場した．

　皮膚を介して神経を刺激し，疼痛を緩和するものを，経皮的神経電気刺激（transcutaneous electrical nerve stimulation：TENS）と呼ぶ．このTENSにはそのパラメータの組み合わせにより，さまざまな刺激方法がある．また，近年では，整形疾患のみならず，開腹術後などの疼痛に対しても，その有用性が報告[1]されており，副作用の少ない，古くて新しい疼痛治療法として脚光を浴びている．

　また，干渉波電流（interferential current：IFC）療法のように，2つの中周波刺激を干渉させ作られた低周波を用いるような刺激方法も，多くの臨床現場において用いられている刺激方法である．

B 疼痛とは

　本章で述べる電気刺激療法は，疼痛軽減を目的とすることから，まずは疼痛についての理解が必要である．国際疼痛学会は疼痛について，「痛みとは，不快な感覚性・情動性の体験であり，それには組織の損傷を伴うもの，または伴っている可能性のあるものと，そのような損傷があるような言葉で表現されるものがある」と定義している．感覚性でもあり，情動性でもあるという点が，疼痛への理解を難解なものとしている．

　アメリカ議会は，2001年からの10年間を「痛みの10年」として痛みの研究を進めることを宣言した．痛みが人を苦しませることで，身体的，精神心理的のみならず，ドクターショッピングや，休職，社会保障など，経済的な損失も大きいことから，

痛みは社会問題としてとらえられている．アメリカの医療行為を規制するのに大きな影響をもつ医師会の団体であるJoint Commission on Accreditation of Health Care Organization（JCAHO）は，従来のバイタルサインに加えて，「痛み」を5番目のバイタルサインと規定し，「痛みの治療を受けることは患者の権利であり，痛みを治療することは医療者の義務である」という基本理念を提示している[2]．

1. 痛みの伝導路[3]

電気刺激療法が対象とする痛みは，身体に何らかの原因がある場合であるといえる．身体症状として起こる痛みを理解するためには，痛みがどのように生じ，伝えられているのかを理解する必要がある．

a. 痛みの受容器

何らかの刺激を痛みとして受け取る受容器が2つあり，機械的侵害受容器と，ポリモーダル受容器と呼ばれている．

① 機械的侵害受容器：高閾値機械受容器とも呼ばれ，強い機械的刺激にのみ反応する受容器で，熱や化学的刺激などには反応しない．感覚としての識別性に優れているため，疼痛の部位ははっきりしている．この受容器の刺激は，主に求心性のAδ線維に伝えられる．

② ポリモーダル受容器：強い機械的刺激や侵害性の熱刺激，化学的刺激など，さまざまな刺激に対して反応する受容器で，識別性が低く，求心性のC線維に伝えられる．

b. 痛みを伝える神経

① Aδ線維：有髄線維で識別性の良い一次性の痛覚伝導路である．機械的侵害受容器からの興奮を伝導し，脊髄後角のラミナⅠ，Ⅲに投射する．

② C線維：識別性に乏しい二次性の痛覚伝導路である．無髄線維で伝導速度は遅い．脊髄後根から脊髄に入り，ラミナⅡに投射される．

c. 脊髄・上行路

脊髄に入力された体性感覚は，主に「前側索系」と「後索―内側網体系」の上行路によって伝達される．

前側索系には，脊髄視床路，脊髄網様体路，脊髄中脳路の3種類の経路によって伝えられる（図1）．

一方，後索―内側網体系は，主に触覚や固有感覚の伝導路であるが，一部，無髄

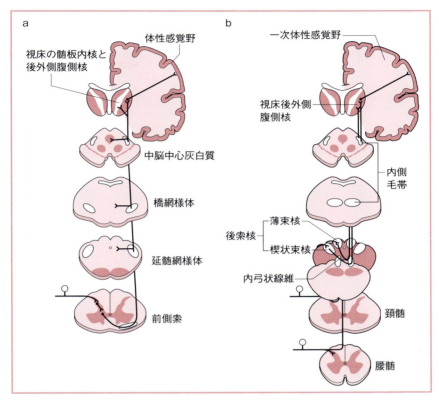

図1 前側索系(a)および後索-網様体路(b)

の侵害受容器からの線維が存在し,また内臓痛の上行路が存在することが知られている(図2).

C 電気刺激による疼痛軽減作用機序

疼痛は,末梢から中枢といったところで伝達されている.それに対して,疼痛を軽減するための電気刺激も,その刺激方法の違いによって,作用する機序が異なる.主な疼痛軽減作用機序は,局所の神経ブロック,シナプス前抑制による疼痛の伝達抑制,そして下行性疼痛抑制機構としての内因性オピオイド物質の放出である.

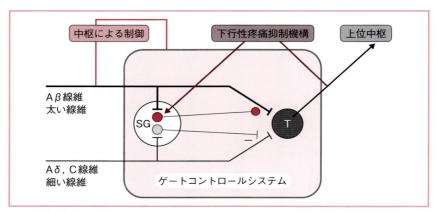

図2　ゲートコントロールセオリー
MelzackとWall（1965年）により提唱された理論．Aβ線維からの入力を増加させることによって，T細胞にシナプス前抑制をかける．
（文献4）より引用改変）

1．局所神経ブロック（一次神経）

　末梢神経線維のAδ線維とC線維を直接刺激し，末梢神経の伝導をブロックする．このメカニズムは，電気的緊張と，神経終末からサブスタンスPの放出を抑制することによるものであるといわれている．

　神経に対して，閾値以下の直流電流を流すと，電気緊張という閾値変化が起こる．陽極で刺激したときには閾値が上昇する（過分極性ブロック）．一方，陰極での刺激では，閾値は低下する．ただし，陰極刺激であっても，十分強い刺激を与えれば伝導ブロックが起こる．これを陰極抑圧（脱分極性ブロック）という．

　Aδ線維やC線維といった疼痛を伝導する神経に対して，局所の神経ブロックをねらう場合は，前述のように，陽極の直流電流を用いる方法のほか，100Hz程度の高頻度の周波数で，250μsのパルス持続を用いて刺激を行う．強度は患者の耐えることのできる最大強度以下の強い刺激を用いて，運動神経を刺激する．強い刺激となるため，時間は10〜15分程度である．この治療では，即効性はあるが持続性はない．

2．シナプス前抑制

　従来，この作用機序は，ゲートコントロールセオリーで説明されてきた．ゲート

コントロールセオリーとは，心理学者のMelzackと生理学者のWallによって，1965年に「Science」で発表された，当時は脚光を浴びた仮説である[3]．脊髄後角において，太い線維であるAβ線維が，SG細胞を通して，上行性の介在ニューロンに対してシナプス前抑制をかけるという説である．その後の神経生理学的な検証が進むにつれ，SG細胞が存在せず，それ以外のさまざまな介在ニューロンが存在しているということが明らかになっている．さらに，下行性疼痛抑制機構などの関与が加えられ，修正されて現在に至っている（図2）．簡単にいえば，小さい子どもが転んだときに，痛いところをさすったり，触ったりする．「痛いの痛いの飛んでいけ〜」は，疼痛部位を触ることで，Aβ線維を興奮させ，介在ニューロンを介して，Aδ線維やC線維といった疼痛を伝達するニューロンに対して抑制をかけているということである．電気刺激を用いてAβ線維を興奮させることは，このシナプス前抑制を使って，疼痛軽減を図っているのである．

シナプスの前抑制を目的に電気刺激療法を行う際には，前章で述べたSD曲線（p87参照）を思い起こす必要がある．シナプス前抑制は，Aβ線維を刺激することで，Aδ線維やC線維に対して抑制をかけるものであるため，Aβ線維を刺激する必要がある．

つまり，感覚閾値以上の設定が必要となり，患者の感覚を目安にしなければ治療できない．パルス持続時間は，50〜100μs，周波数は50〜150Hzの間で調節して行う．

近年の研究では，効率よくシナプス前抑制を誘導するには，痛みの原因となっている部位と同じ髄節レベルを刺激すると，より疼痛軽減効果が得られると報告されている[5]．

シナプス前抑制は，Aβ線維を刺激している間は効果を発揮することができるが，持続性はないため，長時間の鎮痛を行いたい場合は，長時間行ってもよい．しかしながら，単一の設定で長時間刺激することによって，順応が生じる．順応を防ぐためには，パルス持続時間や強度などのパラメータを変化させる変調TENSを用いることで，長時間の刺激が可能となる．

3. 内因性オピオイド物質の放出

下行性疼痛抑制機構を担うさまざまな内因性オピオイド物質は，中脳中心灰白質周辺から，軸索流動で脊髄後角へ下りてくる．放出されるオピオイド物質は，刺激する周波数によって異なる．2〜5Hzの低頻度の電気刺激では，エンケファリンや

βエンドルフィン，50～100Hzではダイノルフィンが放出される．また200Hz以上の高頻度の電気刺激ではノルアドレナリンやセロトニンが放出されることが明らかになっている．

　内因性オピオイドによる鎮痛効果は徐々に発現するが，20～30分の刺激で，4～5時間持続するといわれている．シナプス前抑制が，Aβ線維を刺激している間に効果を発揮するのに対し，オピオイド系鎮痛は，鎮痛効果が持続するのが特徴である．従来，鍼様TENS（acupuncture like TENS）の作用機序がこれであるといわれてきた．これは，1～5Hzの低頻度の周波数を用い，比較的長いパルス持続時間（200～500μs）で運動神経刺激レベルの設定を用いている．

　さまざまな内因性オピオイドの放出をねらったTENSも試みられており，低頻度の周波数から，高頻度の周波数へ，またその逆と変調させることで，より効率的に鎮痛効果を発現することができる．

　つまり，1～200Hzの周波数を変調させるTENSを用い，感覚神経レベルであれば20～100μsのパルス持続時間で，運動神経レベルであれば，100～600μsのパルス持続時間を用いて行うことが勧められる．

D IFC

1. 干渉とは何か？

　海で，沖からの波が防波堤に当たって跳ね返り，その跳ね返った波と次に来た波が衝突して，大きな波ができたり，逆に波が消えたりするのを見たことはないだろうか．干渉とは，このように2つ以上の波がぶつかって，新たな波を発生させることをいう．

2. IFCの原理

　干渉波電流（interferential current：IFC）の原理は，単純に言えば，複数の電流をぶつけて（干渉させて），生体内で別の電流を発生させることである．したがって，2つ以上の回路が存在することになる．現在では，3回路を立体的に干渉させる機器などもあるが，基本原理として2つの回路のものを解説する．

a. 搬送電流

　実際に流れている電流のことで，発生させるIFCは，2つの搬送電流の周波数差

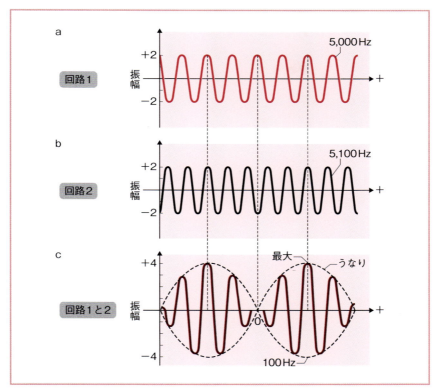

図3　干渉波の原理
（文献6）より引用）

となる．搬送周波数は2,500Hz，4,000Hz，5,000Hzが用いられることが多い．ここでは5,000Hzと5,100Hzの搬送電流を説明する．

　干渉波では，**図3a**からは5,000Hzの搬送電流が，**図3b**からは5,100Hzの搬送電流が流れている．2つの電流は，周波数が異なるため，少しずつずれが生じる．この2つ電流を合算したものが，干渉して発生させる電流となる．新たに作り出される電流は，**図3c**のような波形になる．また，2つの搬送電流を干渉させて発生させるIFCの周波数は，その搬送電流の差となる．つまり，搬送周波数が5,000Hzと5,100Hzであれば，100Hzの低周波が生じることになる．

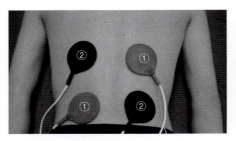
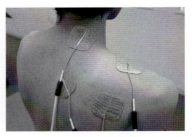

図4　IFCの実際（腰部）　　　　図5　IFCの実際（僧帽筋上部）

3. IFCのメリット

- 搬送電流は周波数が高いため，皮膚への刺激感が少ない．
- 生体内で治療電流が発生するため，深部への刺激が可能である．
- 発生する電流は変調されるため，順応が起きにくい．

4. IFCの実際

　IFCは，4つの電極を使用し，2つ以上のチャンネルからそれぞれ出力されている導子を交叉させて配置する（図4，5）．通常，発生する低周波は，交叉している点を中心に発生する．

● 文献

1) 徳田光紀ほか：腹部外科手術後症例に対する経皮的電気刺激治療の効果―無作為化比較試験による検討―．理療科 28：415-421, 2013
2) 熊澤孝朗ほか：痛みの学際的アプローチへの提言．慢性痛はどこまで解明されたか―臨床・基礎医学から痛みへのアプローチ，昭和堂，東京，55-69, 2005
3) ジェニー・ストロングほか著，熊澤孝朗監訳：痛み学―臨床のためのテキスト，名古屋大学出版会，愛知，15-45, 2010
4) Melzak R, et al：Pain mechanisms：a new theory. Science 150：971-979, 1965
5) 徳田光紀ほか：肩関節術後症例に対する経皮的電気刺激治療の効果：電極設置部位に着目して．理療科 27：565-570, 2012
6) Cameron MH編著，渡辺一郎訳：EBM物理療法，原著第3版，医歯薬出版，東京，24, 2010

（坂口　顕）

6 筋機能改善のための電気刺激療法：NMES・HVPC

A NMESとは

　電気刺激を与え，神経を通じて筋収縮を起こすものを神経筋電気刺激(neuromuscular electrical stimulation：NMES)という．NMESは筋機能を改善するために使用するものである．

　ヒトの身体運動，活動には筋活動が必要である．筋活動は，脳→脊髄→脊髄全角→末梢神経→神経筋接合部→筋という経路で信号が伝わり，筋が収縮する．筋の機能不全は，中枢神経系の障害によっても，末梢神経の障害，あるいは神経筋接合部や筋自体の障害によっても生じる．

　筋の機能不全は，筋力低下などの「筋が上手く収縮できない状態」もあれば，痙縮や筋スパズムのように「筋が過剰に収縮していて使えない状態」も考えられる．したがって，NMESは，使えなくなっている(低下している)機能を使えるようにするものと，使い過ぎている(亢進している)機能を抑制するものがある．

　筋収縮を起こさせる方法としては，一般的に用いられるNMESだけでなく，ロシアンカレントと呼ばれる刺激方法や，高電圧パルス電流刺激(high voltage pulse current：HVPC)といったものが用いられる．さらに，最近では，随意努力との組み合わせで，筋電誘発電気刺激などが用いられる．

B 電気刺激による筋力増強

　電気刺激をすることにより筋を収縮させることができる．電気刺激による筋収縮と，生理的な筋収縮とは，異なる点がいくつかある．

1. 動員される運動単位数

　生理的収縮では，小さい運動単位から順に大きい運動単位を動員していく(サイズの原理)のに対して，電気刺激による筋収縮は，すべての運動単位を一斉に発火

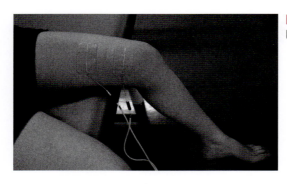

図1　内側広筋に対するNMES

させる．電気刺激によって筋収縮を起こすと，運動単位の動員が同期化されるため，直後に筋収縮を発揮しやすくなる．特に筋収縮が上手く行えない場合，トレーニングの初期に電気刺激を併用するのは効果的である．

2. 収縮する筋線維タイプ

　生理的収縮が，細いタイプⅠ線維から収縮し，運動強度が上がると，順に太いタイプⅡ線維を動員し収縮するのに対して，電気刺激による筋収縮では，太いタイプⅡ線維が先に収縮しやすい．つまり，生理的収縮よりも，より強い収縮を起こすことができ，そのため，より大きなトレーニング効果を得られると考えられている．

　しかしながら，タイプⅡ線維は持久性に乏しいため，電気刺激による筋収縮を行う際には，疲労に注意しなければならない．そのため，on時間に対して十分なoff時間をとるようにする．一般的にon時間の2～5倍以上のoff時間が必要といわれており，たとえば，5秒の収縮に対して25秒以上の休息時間を設けるようにする．

3. NMESの実際

　定電流刺激装置の場合，小さい電極を用いると，単位面積当たりの電流量が大きくなり，皮膚への刺激感が大きくなる．さらに，筋収縮に伴って，電極と皮膚との接触面積が変わってしまう場合は，治療中に皮膚への刺激感や不快感が増すことがあるため，電極と皮膚とが動かないように留意する必要がある（図1）．

a. 刺激強度・パルス幅

　電気刺激療法のパラメータについては「基礎編 4電気刺激療法：総論」（p82）ですでに述べた．電気刺激により筋収縮を起こすには，運動神経を刺激して脱分極を起

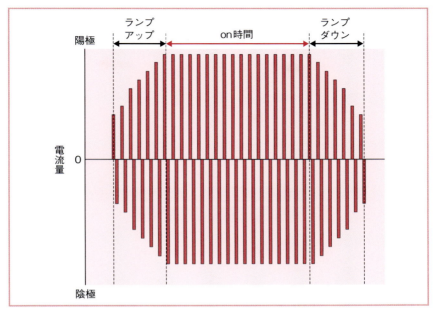

図2　ランプアップ-ランプダウン

こす必要があるため，SD曲線の運動神経刺激レベル以上での刺激が必要となる．強い収縮を起こすためには，より大きな電気エネルギーで刺激することになる．しかしながら，必要以上に大きな電気エネルギーを与えると，Aδ線維を刺激し，疼痛を訴えるため，注意が必要である．

b. ランプアップ-ランプダウン時間

電気刺激による筋収縮では，急激に筋収縮が起こるのを避け，生理的な筋収縮に近づけるため，緩やかに強度が上昇し（ランプアップ），緩やかに下降する（ランプダウン）時間を設けることが多い（図2）．通常，刺激時間の20％程度のランプアップ-ランプダウン時間を設定する．

c. 運動点

刺激部位は，神経筋接合部が集中するモーターポイントを刺激することで，効率よく筋収縮を起こすことができる．通常，モーターポイントは，筋腹の近位1/3〜1/2のところに存在する（「基礎編」図5（p86）参照のこと）．

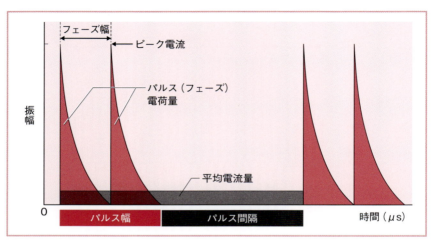

図3 HVPCツインピークパルス波
(文献1)より引用)

d. 周波数

筋力増強のために筋収縮を起こす場合，強縮するだけの周波数が必要である．一般的に強縮は15〜20Hz以上で出現するため，主に用いられる周波数は30〜100Hzである．周波数が高いほど，筋疲労が早く出現する．

e. on/off時間

刺激時間をon時間，休息時間をoff時間という．この割合は1:5以上に設定する方が，筋疲労も生じにくく，十分なトレーニング効果が得られる．

f. 治療期間・時間

患者の疲労度合いに合わせる必要があるが，1日20分程度の治療を行い，3〜8週間行う．

C HVPC

HVPC[1]は150〜500Vの高電圧で，200μs以下のパルス持続時間を用いた電気刺激で，ツインピークパルス波という2つ一組のスパイク波であるのが特徴である(図3)．ツインピークパルス波は，短いパルス持続時間を補うために，2つ合わせたパルス持続時間で刺激できる．

表1 筋スパズム軽減のためのHVPCパラメータ

	強度	周波数	on/off時間	治療時間	備考
単極法	強い筋収縮	150〜200Hz	5〜8秒/5秒	3〜10分	
双極法	強い筋収縮	3Hz	持続	5〜20分	
コンビネーション治療	強い筋収縮	3Hz	持続	5〜20分	超音波のパラメータはターゲット組織によって変更させる

＊治療後，強い筋収縮ができなくなった場合は，最終域での最大収縮を10回ほどさせると，筋収縮しやすくなる．

1. HVPCの特徴とメリット

a. スパイク波
同じ振幅の矩形波に比べて，総エネルギー量を少なくできる．

b. 短いパルス持続時間
皮膚への刺激が少なくなり，より強い振幅の電気刺激を行うことができる．

2. 定電圧制御
電極と皮膚との接地面積が変化しても，単位面積当たりの電流量は変わらず，関節運動が起きるような強い筋収縮を起こしても皮膚抵抗は変わらない．

3. HVPCの適応

a. 創傷治癒促進筋
創傷治癒促進については，MESと同様の作用機序であるため，ここでは割愛する．

b. 筋機能改善
筋機能改善のためのHVPCは，臨床上大変有効な手段であるため，実際に機器を使用し，体感しながら学習することを勧める．筆者がよく用いるHVPCの設定を表1に示す．

①筋力増強：HVPCで筋収縮を行わせる目的としては，運動単位の参加を高め，筋の収縮を学習させることである．たとえば，肩甲骨の内転筋群の収縮は，日常あまり意識して使用することがない．不良姿勢などが加われば，意識しても使うことができない．このような場合に，HVPCを用いて，肩甲骨の内転筋群

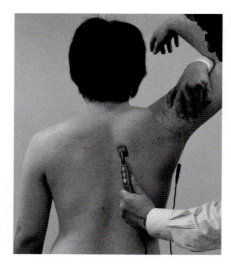

図4　肩甲骨内転筋群に対するHVPC

を刺激することで，筋収縮を学習させ，随意的にも十分な収縮が行えるようになる（図4）．

②筋スパズム軽減：筋スパズムとは，「断続的に生じる一定の持続時間をもった異常な筋収縮状態」や「痛みなどに起因する局所的で持続的な筋緊張の亢進状態」を指すことが多い．その原因は，完全には解明されていないが，痛みが原因になっていることは実験的に証明されている．したがって，疼痛を除去することで，異常な筋収縮を減少させることが治療となる．

　他の成書には，筋疲労によるスパズム軽減という記載のあるものも散見される．確かに，HVPCなど電気刺激による筋スパズム軽減を行うと，筋収縮時に「だるい」あるいは「力が入りにくい」という印象をもつことから筋疲労といわれていると推察される．しかしながら，その状態であっても，強い随意収縮を数回行わせると筋疲労の症状はなくなる．

　したがって，筋疲労よりも，反回抑制やその他生理学的作用により，α運動ニューロンやγ運動ニューロンが抑制されたために，筋スパズムが軽減すると考えるのが妥当である（図5）．小胸筋や手関節背屈筋など，「実践編 2筋緊張亢進状態に対する物理療法」（p26～37）を参照していただきたい．

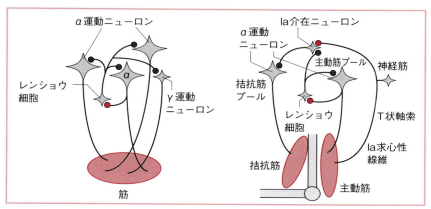

図5 反回抑制，Ia抑制
（文献2）より引用）

4. 拮抗筋の筋力増強（ハイブリッド法）

たとえば，手関節屈曲筋群に筋収縮を起こさせ，手関節の関節運動が起こらないように耐えさせれば，拮抗筋である手関節伸筋群の筋力増強になる．これは，ただ単に電気刺激による筋収縮を他動的に起こすだけでなく，随意的に伸筋群を収縮させるため，よりパフォーマンスにつながりやすいともいわれている．

5. 脱神経筋に対する電気刺激療法

脱神経筋への電気刺激療法は，末梢神経の損傷によって，筋収縮が行えない筋に対して行うものである．

脱神経筋に対する電気刺激療法の作用としては，「神経再生に関するもの」と「筋の病態」に関するものの2つある．ただし，脱神経筋が最終的に回復するかどうかということについては，神経再生だけの問題ではなく，運動終板が存在しているかどうかや，筋の興奮性など，さまざまな問題があるため，丁寧に評価しながら治療を進めることが重要である．

①損傷神経の再生促進：神経再生を抑制するという報告と，促進するという報告があり，結論がついていない．チネル徴候などを確実に評価しながら行う．刺激時間$100 \sim 250 \mu s$，周波数$1 \sim 20 Hz$で感覚閾値以上の振幅を用いる．陰極刺激で30分以上行う．

②脱神経筋の萎縮予防：脱神経筋の筋収縮を行うためには，SD曲線（p87参照）の最も右上にある曲線を刺激しなければならない．一般的には，10ms以上のパルス持続時間が必要となる．脱神経筋であるので，モーターポイントに関係なく，最も筋収縮が起こる部位を刺激する．

③再生神経が筋に到達してから：神経再生が順調に起こり，再生神経が筋に到達すれば，当該筋の強化を行う．ただし，適切な運動療法を併用し，病的共同運動が生じないように留意する．パルス持続時間は150〜350μs，周波数は10Hz程度から開始し，50Hz程度まで上げ，関節運動が起こる程度の振幅を用いる．1日に何度も反復することが重要とされ，疲労を目安に1クール15〜20分を1日に5〜8回行う．

a. 痙性抑制

痙縮は，脳血管障害や脳性麻痺をはじめ，脊髄損傷などの上位運動ニューロンの障害によって起こる機能障害である．運動麻痺や深部腱反射亢進，連合反応などと影響し合い運動障害を起こす．筋が伸張される速度に依存して大きくなり，動かされる最初に最大となり，その後急激に減少する「ジャックナイフ現象」として知られている．脳卒中ガイドライン2009においても，高頻度の経皮的神経電気刺激（TENS）が勧められている．刺激パラメータは100Hz程度，パルス持続時間は120〜300μsに設定し，モーターポイントをねらって感覚閾値以上から運動閾値に設定する．刺激時間は20〜60分行い，2週間以上実施することが必要である．ただし，痙縮筋は感覚障害を伴っていることが多いため，常に皮膚の状態などを観察するなどして注意する．

D ロシアンカレント

ロシアンカレント（Russian current）は，NMESの一種で，1970年代半ばに，ロシア人のYakov Kotsによって開発された．2,500Hzの中周波を，25サイクル使ってバースト波を発生させ，それを1秒間に50バースト（50 burst per second：50bps）するように発生させた波形を用いるプロトコールである．電気刺激では，周波数が高く，パルス持続時間が少ないほど，皮膚への刺激感や不快感が少なくなる．ロシアンカレントでは，中周波を用いることで，通常のパルス波に比べて不快感を軽減しており，より効率のよい刺激が可能となる．したがって，最大筋出力の

向上が見込まれる．開発当初は，オリンピック選手らアスリートのトレーニングとして，筋力向上を目的に開発された方法である．

● 文献
1) 烏野大ほか：高電圧パルス電流療法—High Voltage Pulsed Current Therapy—．理療の歩み 15：27-40, 2004
2) マーク・L・ラタッシュ著，笠井達哉ほか監訳：運動神経生理学講義—細胞レベルからリハビリまで，大修館書店，東京，2002

〈坂口　顕〉

7 治療促進のための電気刺激療法：MES

A MESとは

　微弱電流刺激（microcurrent electrical stimulation：MES）とは，1mA以下，つまりμAレベルの微弱な電流を生体に流す電気刺激療法の一種である．μAレベルの刺激は，感覚閾値以下の電気刺激となるため，刺激を行っている間，ほとんど何も感じないのが通常である．

B MESの作用機序

　皮膚の電気生理に関する研究は，その関心の薄さから，神経生理や筋生理から遅れて始まった．1970年代，イモリなどの両生類を用いた研究で，損傷部位に発生する損傷電流の存在が明らかになった．その損傷電流が，その後の治癒を促進するにあたって重要なファクターであると考えられた．その後，ヒトの損傷部位にも同様の損傷電流が発生することが明らかになった．この損傷電流が打ち消されると創傷治癒が遅延することから，逆に増幅することで，より創傷治癒が促されるのではないかという仮説からMESの研究が始まった．

　損傷電流とは，損傷により生じた欠損部の電気的抵抗の変化により生じる電流[1]のことであり，組織修復にかかわるものである（図1）[2]．

　組織損傷時には，損傷部位にはマクロファージや白血球などが集積する．また時期がくれば，線維芽細胞などといった創傷を治癒するための物質が集積することが知られている．これらの治癒にかかわる細胞や化学伝達物質は，生体内ではプラスあるいはマイナスの電子をもってイオン化した状態で存在する．

　これらのイオン化した物質に対して，プラスあるいはマイナスの電気で刺激することで，治癒に必要な物質を集積させるというのが，最も大きなMESの作用機序である（図2）．

　しかしながら，近年，二相性MESが，スポーツ外傷後の急性期から用いられて

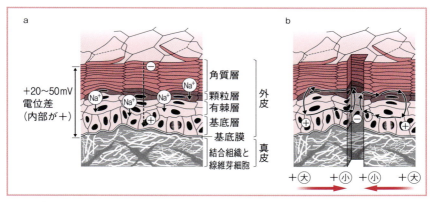

図1 生体内電荷と損傷電流
(文献2)より引用)

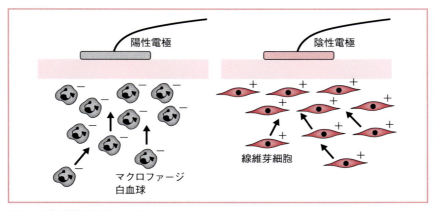

図2 電気的集積を促すMES

おり，炎症による腫脹や疼痛の軽減に一役買っている．二相性のため，電荷が残らず，長時間使用できる．この二相性MESの作用機序ついては従来の単相性MESの作用機序では説明できないため，今後の研究が待たれる．

　筆者らの自験例では，急性の皮膚全層欠損モデルラットに対して用いた結果，単相性MESよりも二相性MESの方が創傷治癒を促進した．その機序として，炎症期に発現するさまざまな増殖因子(growth factor：GF)の関与に着目している．

表1　二相性MESの設定例

目的	刺激強度	刺激周波数	時間
疼痛軽減	500μA	400Hz	1時間
創傷治癒 腫脹軽減	50〜250μA	0.2Hz	12時間

C MESの実際

　組織の集積を促すというのが目的のため，最も推奨されているのは，直流あるいは単相性のパルス波を用いる方法である．極性は時期によって異なり，損傷直後は陽極で刺激し，その後は陽極刺激と陰極刺激を3日ごとに変更する．刺激強度は，500μA以下の刺激で用いる．

　しかしながら，実際のスポーツ現場では，急性期の疼痛軽減，腫脹の抑制，軟部組織損傷後の治癒促進を目的に，二相性MESを長時間施行することが多い．目的別の設定例を表1に示す．二相性MESの場合，陽極，陰極が交互に入れ替わるため，電極貼付部位に電荷が残存しにくく，長時間使用することが可能である．

● 文献
1) Foulds IS, et al：Human skin battery potentials and their possible role in wound healing. Br J Dermatol 109：515-522, 1983
2) 館正弘：褥瘡と血管新生．医のあゆみ 219：517-519, 2006

（坂口　顕）

8 光線療法

A 光線療法とは

　まず,「光」といって思い浮かべるのは太陽の光である．光の正体は電磁波であり，レントゲンに用いるX線や，深部温熱に用いるマイクロ波などと同じ「波」の性質をもっている．波の長さを波長といい，その波長の違いが電磁波の性質を決定している(図1)．

　太陽光は白く見えるが，これはさまざまな色の光の集合体である．この「見える」光のことを「可視光線」と呼ぶ．可視光線は約400～780nmの波長のものを指す．ヒトには，この可視光線も，波長の違いによって異なる色に見え，波長の短いものから，紫，藍，青，緑，黄，橙，赤に見える．

　紫よりも短い波長帯(1～400nm)を紫外線，赤よりも長い波長帯(800nm～1mm)を赤外線と呼ぶ(図1)．

　理学療法で用いる光線は，紫外線領域，可視光線領域，赤外線領域の光線である．紫外線については，古くから褥瘡治療などに用いられてきたが，本書の主旨とは異なるため，本章では割愛する．また，温熱療法の一つとして用いられる遠赤外線療法についても割愛する．

　近年用いられている光線療法は，直線偏光近赤外線といった，近赤外線領域の波

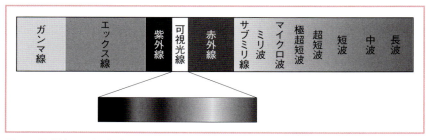

図1 電磁波と可視光線：波長(巻頭カラー参照)

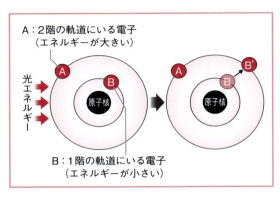

図2　光エネルギーの吸収
光エネルギーを照射すると，1階の軌道にいる電子が移動し，2階に移る．この状態を励起状態という．

長を用いた光線と，低反応レベルレーザー（low reactive level laser therapy：LLLT）が主となる．

B 光線の特性

　波長の短い光線は振動数（または周波数）が高くなり，波長の長い光線は振動数（または周波数）が低くなる．この波が物質に衝突する際に，衝突された側の物質に変化が生じる．これが光化学反応である．

　たとえば，水面に浮かぶボールが波に揺り動かされている場面を思い浮かべて欲しい．水面の波が細かく小さな波であれば，細かく浮き沈みを繰り返す．これは波長の短い，周波数が高い波に相当する．逆に間隔の広い波であればゆっくりと浮き沈みを繰り返すことになる．これは波長の長い，周波数の低い波であるといえる．

1. 光化学作用と励起状態[1]

　光は電磁波であるので，電子を帯びた物質はその電場によって揺り動かされる．分子レベルで見ると，原子核の外に存在する電子が動かされる．原子核の周りを回っている電子のうち，原子核から遠い軌道にいる電子の方が，原子核に近い軌道にいる電子よりもエネルギーが高い．光エネルギーが照射されると，原子核から近い軌道にいる電子がエネルギーを受け取り，遠い軌道に移動する．この状態を励起状態という（図2）．光エネルギーが吸収されたという状態である．

　逆に励起状態からもとに戻るときに，その余分なエネルギーは光エネルギーと

図3 光エネルギーの放出
励起状態にある原子のうち，原子核から遠い軌道にある電子が内側の軌道に乗り移った際に出すエネルギが光エネルギーとなる．元素はその種類に応じた特有の色（波長）の光を放出（吸収）する．

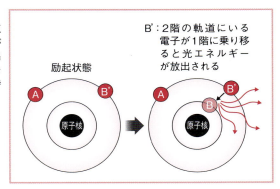

なって放出される（図3）．

　元素は，その種類に応じた特有の色（波長）の光を吸収・放出する性質がある．レーザー光線が，その媒質によって異なる波長の光を放出する原理となっている．

　このような光化学作用は，波長が短く，振動数が高い光によって生じるため，紫外線や可視光線によって生じる．

2. 温熱作用

　上述のように，電子を動かす光であるが，波長の長い光は，振動数が少なくエネルギーが小さいため電子を動かすには至らず，物質の分子そのものを揺り動かす．分子そのものの運動は熱エネルギーとなるため，赤外線などの波長の長い光は，温熱作用の方が大きい．

C 光線療法の種類

①紫外線療法
②遠赤外線療法
③直線偏光近赤外線療法：複合波長の600〜1,600nmの複合波長を光学フィルターで導出し，同一方向の赤外線直線偏光を導出している．星状神経節近傍への照射による星状神経節ブロックとして用いられる．
④LLLT：単色性，指向性，高輝性，可干渉性に優れた光である．高出力のレーザーは，レーザーメスなど切開と創部の凝固を同時に行うことができるツールとし

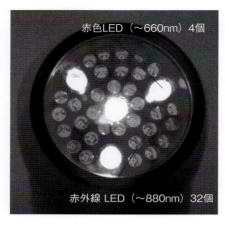

図4 クラスタープローブSolaris790（Dynatronics社製）（巻頭カラー参照）

て用いられる．LLLTは，疼痛緩和，温熱効果が認められるとともに，創傷治癒促進効果，リンパ浮腫の改善効果が認められている．直線偏光近赤外線と同様に，星状神経節への照射による星状神経ブロックに用いられる．830nmの波長をもつ半導体レーザー，632.8nmの波長のヘリウムネオンレーザー（He-Neレーザー）などが用いられる．

⑤クラスター：LLLTが単一色の光線を発するのに対し，複数の光線を用いるのがクラスタープローブを用いた光線療法である．発光ダイオード（light-emitting diodes：LED）や高蛍光ダイオード（supraluminous diodes：SLD）などの可視光線や赤外線領域の波長を複数組み合わせたクラスタープローブにより，同時にさまざまな波長，出力の光線を照射することができる[2]．図4はクラスタープローブの一例である．

D 光線療法が生体に及ぼす影響

さまざまな効果が期待されている光線療法であるが，残念ながら一定の見解は得られていないのが実情である．経験上，著効を示す例も少なくないが，否定的な意見も決して少なくない．自らの手で評価し，実施し，再評価していく努力が必要である．

1. 疼痛軽減作用
- 星状神経節ブロックによる疼痛軽減
- トリガーポイント治療としての疼痛軽減
- 腱鞘炎

　その他「実践編」参照のこと

2. 創傷治癒促進作用
　線維芽細胞産生能増加，コラーゲン産生が促進されるという報告[3]がある．また，炎症を制御し，ATPの産生促進，血管拡張作用を有することから，創傷治癒が促進されるといわれている．

3. 組織柔軟性の向上
　クラスタープローブを用いて複数の波長を照射した場合，組織の柔軟性向上が認められる．光化学作用によるものか，温熱効果によるものかは定かではない（「実践編」p36参照のこと）．

E　禁忌と注意事項

【禁忌】
- 目への直接照射
- 悪性腫瘍
- 放射線治療後4～6ヵ月
- 出血部位
- 甲状腺や他の腺組織

【注意事項】
- 妊娠中の腰腹部
- 小児の骨端軟骨
- 感覚障害
- 精神障害
- 光線恐怖症

● 光線過敏症

◉文献

1) 江馬一弘監修：Newton別冊　改訂版 光とは何か？, ニュートンプレス, 東京, 2010
2) Cameron HM編著, 渡部一郎訳：EBM物理療法, 原著第3版, 医歯薬出版, 東京, 361-385, 2010
3) Silveira PC, et al：Effects of low-power laser irradiation (LPLI) at different wavelengths and doses on oxidative stress and fibrogenesis parameters in an animal model of wound healing. Lasers Med Sci 26：125-131, 2011

(坂口　顕)

9 交代浴

A 交代浴とは

交代浴(alternating hot-cold water immersion, contrast bath)とは，温浴と冷浴を組み合わせる方法であり，腫脹の軽減を目的に局部的に行うものと，疲労回復のために全身的に行うものがある．どちらも循環の改善を目的としている．

回復(recovery)とは，「エクササイズ後，エクササイズ前の段階の状態に筋が戻ること」と定義される[1]．

B 生理的機序と生体に与える影響

交代浴の生理的機序はきわめてシンプルである．温浴による温熱刺激は，血管を拡張させて血流量を増加させる．次に冷浴による冷却刺激は，逆に血管を収縮させて血流量を減少させる．

循環を改善するだけであれば，温浴を行うだけで十分であるが，冷浴との交代浴は，血管の拡張と収縮を強制的に行わせることで，温浴のみよりも血流量を増加させ，その結果として代謝を亢進させている．つまり，外部からの刺激により，血管にポンプ作用をもたらすということである．

交代浴には，運動後に軽い運動を行うことと同様の乳酸代謝促進効果があるともいわれている．

運動後に起こる遅発性筋痛に対する効果を検討している報告も散見されるが，温浴よりも交代浴の方が疼痛を軽減できたという報告[2]がある．一方，温浴で十分効果が確認されたというものがある．結論としては，交代浴の研究報告が少なく，結論づけるだけの根拠はないが，少なくとも代謝を亢進させることで，疲労物質の減少や代謝促進による疲労回復が図れることは間違いない．

表1 交代浴の時間配分例

交代時間（分）									交代回数（回）	治療時間（分）
温	冷	温	冷	温	冷	温	冷	温		
5	2	5	2	5					5	19
5	2	5	2	5	2	5			7	26
4	1	4	1	4	1	4			7	19
4	1	4	1	4	1	4	1	4	9	24

C 交代浴の実際

温水槽と冷水槽に交互で身体を浸す．温水38～40℃，冷水16～18℃程度で行う．治療方法は，温水から始めて温水で終わることが一般的である．温浴と冷浴の割合は，3：1か4：1程度で行う．**表1**に実際のプロトコール例を示す．

一般的に，温浴で始まり温浴で終了するが，例外的として，外傷後の治癒促進に対して局部的に用いる場合は，冷浴から開始し，冷浴で終了する．

また，自宅などで行う場合はシャワーを使用する．この場合のプロトコールは，1～2分間の温水と10～30秒の冷水を用いて行う．

◉ **文献**

1）Tomlin DL, et al：The relationship between aerobic fitness and recovery from high intensity intermittent exercise. Sports Med 31：1-11, 2001
2）Kuligowski LA, et al：Effect of whirlpool therapy on the signs and symptoms of delayed-onset muscle soreness. J Athl Train 33：222-228, 1998

（坂口　顕）

索引

欧文索引

βエンドルフィン　96
BNR　74
CRPS　4
ERA　75
HVPC　99, 102
Ib抑制　26, 28
IFC　91, 96

LLLT　112, 113
MES　108
NMES　99
RICE　18
SD曲線　87
TENS　53, 91

和文索引

あ

アイシング　18

う

運動療法の補助的手段　3

え

エネルギー変換熱　76
エンケファリン　95
炎症　4, 5
遠赤外線療法　113
エンドフィール　15

お

温熱作用　113
温熱療法　2, 38, 64

か

回転法　24, 32, 35, 40, 42
下行性疼痛抑制機構　93, 95
可視光線領域　111
硬い浮腫　5, 24
肩関節周囲炎　40
カップリングメディア　76
干渉波電流　91, 96
干渉波電流療法　89
関節過可動性　6
関節可動域制限　6, 40, 42, 44
関節置換術　42
感導子　29, 34
寒冷療法　69

き

機械的侵害受容器　92

機械的療法　2
逆二乗の法則　36
逆ピエゾ効果　73
キャビテーション　78
急性外傷　4, 5, 18, 20
急性痛　4
急性痛が長引いたもの　4
急性腰痛　59
強度の変調　88
局所神経ブロック　94
局所の神経ブロック　93
極性　84
筋機能不全　9
筋・筋膜性疼痛症候群　7, 56
筋の機能的変化　9
筋の張り　36, 38

く

クラスター　114
クラスターレーザー　36

け

携帯型微弱電流刺激装置　21, 22
経皮的神経電気刺激　53, 89, 91
月経痛　52
腱の滑走　44

こ

光化学作用　112
光線療法　111
交代浴　48, 117
高電圧パルス電流刺激　26, 28, 89, 99
極低温浴　50
骨膜刺激　25
コンビネーション治療　34

さ

再生神経　106

し

紫外線領域　111
紫外線療法　113
刺激間隔　84
刺激強度　82
刺激時間　82
刺激時間の変調　88
刺激する波形　83
刺激頻度　83
湿性ホットパック　38
シナプス前抑制　54, 67, 93, 94
収縮要素　7, 11
収束性　76
周波数の変調　88
術後創部　42
蒸発　66
神経筋電気刺激　59, 89, 99
神経的要素　11
神経伝導速度　70
シンスプリント　46
深達性　76
深部温熱　38

す

水中法　25, 76
ストローク法　44, 46

せ

星状神経節ブロック　115
赤外線領域　111
脊髄視床路　92

セロトニン　96
前十字靱帯再建術　42
全身寒冷曝露　50

そ

足底腱膜炎　46
組織伸張性　67
損傷電流　108

た

ダイノルフィン　96
対流　66
ダイレクトストレッチ　32
脱神経筋　105
縦波　77
打撲　32, 34

ち

超音波療法　24, 32, 40, 42, 44, 46, 73
超音波療法（固定法）　56
直線偏光近赤外線　111
直線偏光近赤外線療法　113

て

定電圧制御　103
定電流刺激装置　100
低反応レベルレーザー　112
電気刺激療法　82
電極　84
電磁気療法　2
伝導　65

と

トリガーポイント　8, 56

な

内因性オピオイド　95
内因性オピオイドの放出　54

に

肉離れ　32, 34
二相性MES　108

ね

熱伝導　65

の

ノルアドレナリン　96

は

ハイブリッド法　105
パルス幅　30
反回抑制　26, 28, 104
反射性充血　19
搬送周波数　97

ひ

ピエゾ効果　73
非温熱効果　77
非機能的細胞外液　5, 24
微弱電流刺激　89, 108
微弱電流刺激療法　20
非収縮要素　7, 11
表在温熱　38
疲労回復　48, 50

ふ

不感導子　29, 34
複合型電気刺激装置　20, 22

複合性局所疼痛症候群　4
物理療法　2
ブラジキニン　70
フリクションマッサージ　32

へ

変換　66

ほ

放射　66
放射圧　77
ポリモーダル受容器　92

ま

マイクロマッサージ効果　78
慢性外傷　4, 6
慢性痛症　4

も

モーターポイント　101

ゆ

癒着　42

よ

腰痛症　59

ら

ランプアップ　101
ランプダウン　101

り

臨床的推論　11

れ

励起状態　112

ろ

ロシアンカレント　106

検印省略

コンディショニング・ケアのための物理療法実践マニュアル

定価(本体 2,500円+税)

2016年 5 月20日　第1版　第1刷発行
2020年10月25日　　同　　第2刷発行

編　者	川口　浩太郎 (かわぐち こうたろう)	
発行者	浅井　麻紀	
発行所	株式会社 文光堂	
	〒113-0033　東京都文京区本郷7-2-7	
	TEL （03）3813-5478（営業）	
	（03）3813-5411（編集）	

©川口浩太郎, 2016　　　　　　　　　　　　印刷・製本：公和図書

ISBN978-4-8306-4540-2　　　　　　　　　　　Printed in Japan

- 本書の複製権，翻訳権・翻案権，上映権，譲渡権，公衆送信権（送信可能化権を含む），二次的著作物の利用に関する原著作者の権利は，株式会社文光堂が保有します．
- 本書を無断で複製する行為（コピー，スキャン，デジタルデータ化など）は，私的使用のための複製など著作権法上の限られた例外を除き禁じられています．大学，病院，企業などにおいて，業務上使用する目的で上記の行為を行うことは，使用範囲が内部に限られるものであっても私的使用には該当せず，違法です．また私的使用に該当する場合であっても，代行業者等の第三者に依頼して上記の行うことは違法となります．
- JCOPY〈出版者著作権管理機構 委託出版物〉
  本書を複製される場合は，そのつど事前に出版者著作権管理機構（電話 03-5244-5088，FAX 03-5244-5089，e-mail：info@jcopy.or.jp）の許諾を得てください．